L'ÉVOLUTION DES IDÉES GÉNÉRALES

http ://www.librairieharmattan.com
diffusion.harmattan@wanadoo.fr
harmattan1@wanadoo.fr

ISBN : 2-296-02334-7
EAN : 978-2-296-02334-5
9782296023345

Théodule RIBOT

L'ÉVOLUTION DES IDÉES GÉNÉRALES

(1897)

avec une introduction de Serge NICOLAS

L'Harmattan
5-7, rue de l'École-Polytechnique ; 75005 Paris
FRANCE

L'Harmattan Hongrie
Könyvesbolt
Kossuth L. u. 14-16
1053 Budapest

Espace L'Harmattan Kinshasa
Fac..des Sc. Sociales, Pol. et Adm. ;
BP243, KIN XI
Université de Kinshasa – RDC

L'Harmattan Italia
Via Degli Artisti, 15
10124 Torino
ITALIE

L'Harmattan Burkina Faso
1200 logements villa 96
12B2260
Ouagadougou 12

Collection Encyclopédie Psychologique

dirigée par Serge Nicolas

La psychologie est aujourd'hui la science fondamentale de l'homme moral. Son histoire a réellement commencé à être écrite au cours du XIXe siècle par des pionniers dont les œuvres sont encore souvent citées mais bien trop rarement lues et étudiées. L'objectif de cette encyclopédie est de rendre accessible au plus grand nombre ces écrits d'un autre siècle qui ont contribué à l'autonomie de la psychologie en tant que discipline scientifique. Cette collection, rassemblant les textes majeurs des plus grands psychologues, est orientée vers la réédition des ouvrages classiques de psychologie qu'il est difficile de se procurer aujourd'hui.

Du même auteur & sur le même auteur

Théodule RIBOT, La psychologie anglaise contemporaine (1870), 2002.
Théodule RIBOT, La psychologie allemande contemporaine (1879), 2003.
Théodule RIBOT, L'hérédité : Étude psychologique (1873), 2005.
Théodule RIBOT, Les maladies de la mémoire (1881), 2005.
Théodule RIBOT, La psychologie des sentiments (1896), 2005.
Théodule RIBOT, La vie inconsciente (1914), 2005.
Serge NICOLAS, Théodule Ribot, philosophe breton, 2005.

Dernières parutions

William JAMES, Les émotions (Œuvres choisies I) (1884-1894), 2006.
F. J. GALL, Les fonctions du cerveau (vol. 2 & 3, 1822-1823), 2006.
John Stuart MILL, La psychologie et les sciences morales (1843), 2006.
A. BINET, Introduction à la psychologie expérimentale (1894), 2006.
Dugald STEWART, Esquisses de philosophie morale (1793), 2006.
Joseph DELBOEUF, Etude critique de la psychophysique (1883), 2006.
Th. FLOURNOY, Etude sur un cas de somnambulisme (1900), 2006.
A. GARNIER, Précis d'un cours de psychologie (1831), 2006.
A. GARNIER, La psychologie et la phrénologie comparées (1839), 2006.
A. JACQUES, Psychologie (1846), 2006.
G. J. ROMANES, L'évolution mentale chez l'homme (1888), 2006.
F. J. GALL, & G. SPURZHEIM, Des dispositions innées (1811), 2006.
MAINE DE BIRAN, Influence de l'habitude (1801), 2006.
J. M. BALDWIN, Développement mental : aspect social (1897), 2006.
L. F. LÉLUT, Qu'est-ce que la phrénologie ? (1836), 2006.
A. BINET, & Th. SIMON, La mesure de développement (1917), 2006.
Frédéric PAULHAN, Physiologie de l'esprit (1880), 2006.

INTRODUCTION DE L'ÉDITEUR

Théodule Ribot[1] (1839-1916) a publié en 1897 le résumé de ses leçons données au Collège de France deux ans plus tôt. Dans ce volume sur *L'évolution des idées générales* (1897), Ribot a trouvé moyen de rajeunir la question des idées générales, d'abord en précisant et en critiquant les théories auxquelles elle a donné lieu, ensuite en la reprenant du point de vue strictement psychologique, celui de leur formation et de leur évolution. "Le but principal de cet ouvrage est d'étudier la marche de l'esprit lorsqu'il abstrait et généralise, de montrer que ces deux opérations sont à évolution complète, c'est-à-dire qu'elles existent déjà dans la perception et, progressivement, par étapes successives qu'on peut déterminer, atteignent les formes les plus élevées, le symbolisme pur, accessible seulement au petit nombre" (p. 1). La pensée ou l'activité proprement intellectuelle, qu'on a de tout temps opposée aux sens, se réduit à deux opérations essentielles : l'analyse et la synthèse, qui ont pour instruments ou principes l'abstraction et la généralisation. L'abstraction est un cas particulier de l'attention ; elle est déjà en germe dans la perception et l'image. Ribot s'est attaché à établir que le développement progressif de ces opérations de l'esprit comprend trois grandes périodes : celle des abstraits inférieurs, précédant l'apparition de la parole, se passant du mot (non de tout signe) ; celle des abstraits moyens, accompagnée du mot dont le rôle, d'abord accessoire, grandit peu à peu ; celle des abstraits supérieurs où le mot existe seul dans la conscience et

---

[1] Pour une biographie et une analyse de l'œuvre : cf. Nicolas, S. (2005). *Théodule Ribot. Philosophe breton, fondateur de la psychologie française*. Paris : L'Harmattan.

correspond à une substitution complète. Ces trois périodes comportent elles-mêmes des subdivisions que Ribot a tenté de déterminer en se basant sur les faits dans lesquels s'incarne et se révèle le travail de l'esprit. Le *premier chapitre* (pp. 5-64) traite des *formes inférieures de l'abstraction (l'abstraction avant la parole)*. À ce titre, il a trouvé sa matière pour les abstraits inférieurs dans les actes des animaux (pp. 17-37), des enfants (pp. 38-46), des sourds-muets non éduqués (pp. 47-57). Il termine cette partie en parlant des gestes analytiques (pp. 58-64). Le *second chapitre* (pp. 65-98) traite de *la parole*. Dans le *troisième chapitre* (pp. 99-126) il s'intéresse aux *formes moyennes de l'abstraction*. Il a trouvé sa matière pour les abstraits moyens dans le développement des langues et les documents ethnographiques des peuples primitifs ou demi-civilisés. Dans le *quatrième chapitre* (pp. 127-154) il s'intéresse aux *formes supérieures de l'abstraction*. Il a trouvé sa matière pour les abstraits supérieurs, dans la constitution progressive des notions, des théories scientifiques et des classifications (concepts de nombre, d'espace, de temps, de cause, de loi, d'espèce). C'est ainsi qu'il décrit dans le *cinquième chapitre* (pp. 155-242) *l'évolution de ces principaux concepts*. De cette étude des concepts scientifiques se dégage la *conclusion* (pp. 243-254) suivante donnée dans le *sixième chapitre* : l'abstraction naît de l'attention qui, dans la confusion des choses, met quelques points en lumière ; elle consiste à extraire une qualité et à l'isoler, à lui donner une sorte d'existence indépendante, d'abord en la fixant à l'aide d'un schème visuel, auditif, moteur (images génériques), puis en l'incarnant dans un mot. Son progrès dépend de deux causes : l'une, générale, l'autre accidentelle et sporadique. La première est son utilité. L'avantage est, dans la lutte pour la vie, à ceux qui, ayant à résoudre un problème pratique, savent, dans la complexité des faits, extraire l'important, négliger l'accessoire, en un mot simplifier. Ils trouvent des imitateurs ; ainsi s'établissent les habitudes professionnelles, les arts mécaniques, les traditions et coutumes, en général. La cause accidentelle, d'une importance au moins égale, est l'apparition des inventeurs. Des hommes naissent avec le talent ou le génie de l'abstraction. Le progrès de l'abstraction et de la généralisation se marque dans trois directions : pratique, spéculative, scientifique. La curiosité pratique ou utilitaire se développe la première : partout les arts empiriques ont précédé la science. La spéculation métaphysique vient ensuite, qui est une sorte d'ivresse de la pensée, jouant avec les abstractions. Le caractère de l'abstraction scientifique est que, si loin qu'elle soit poussée, elle ne perd jamais le contact avec les faits. C'est en quoi consiste sa valeur. Quand l'esprit opère avec les concepts, il faut, pour que son travail soit légitime et fructueux, la coopération de deux facteurs : l'un, conscient, l'autre, inconscient ou subconscient ; d'une part, les mots ou signes accompagnés quelquefois d'une représentation vague, d'autre part, un savoir latent, partiel, organisé. Sa conclusion est que l'essentiel de l'abstraction et de la généralisation ne se réduit pas à l'emploi du signe ; que le signe substitue un état simplifié à un état complexe, mais que le substitut suppose l'existence actuelle du substitué ; que dans la pensée par concepts coopèrent deux facteurs : "l'un conscient, l'autre inconscient ou subconscient ; d'une part, les mots ou signes accompagnés quelquefois d'une représentation vague ; d'autre part, un savoir latent, potentiel, organisé. " (p. 251)

Serge NICOLAS
Professeur en histoire de la psychologie et en psychologie expérimentale
Université de Paris V - René Descartes - Institut de psychologie.
Directeur de *L'Année psychologique*
Laboratoire *Psychologie et Neurosciences cognitives.* CNRS – FRE 2987.
71, avenue Edouard Vaillant 92774 Boulogne-Billancourt Cedex, France.

L'ÉVOLUTION

DES

IDÉES GÉNÉRALES

PAR

TH. RIBOT
Professeur au Collège de France
Directeur de la *Revue philosophique*

PARIS
ANCIENNE LIBRAIRIE GERMER BAILLIÈRE ET Cie
FÉLIX ALCAN, ÉDITEUR
108, BOULEVARD SAINT-GERMAIN, 108

1897

Le but principal de cet ouvrage est d'étudier la marche de l'esprit lorsqu'il abstrait et généralise, de montrer que ces deux opérations sont à évolution complète, c'est-à-dire qu'elles existent déjà dans la perception et, progressivement, par étapes successives qu'on peut déterminer, atteignent les formes les plus élevées, le symbolisme pur, accessible seulement au petit nombre.

C'est une vérité banale, que l'abstraction a ses degrés comme le nombre a ses puissances; mais il ne suffit pas de l'énoncer: l'important serait de fixer ces degrés par des marques nettes, objectives, non arbitraires. On aurait ainsi l'avantage de préciser les divers moments de cette évolution ascendante et de ne pas confondre des abstractions de nature très distincte. On éviterait aussi, nous le verrons, des questions et discussions équivoques qui reposent tout entières sur le sens très étendu de ces deux termes : abstraire et généraliser.

En conséquence, on s'est attaché à établir que le développement progressif de ces opérations de l'esprit comprend trois grandes périodes: celle des abstraits inférieurs, précédant l'apparition de la parole, se passant du mot (non de tout signe); celle des abstraits moyens, accompagnée du mot dont le rôle, d'abord accessoire, grandit peu à peu ; celle des abstraits supérieurs où le mot existe seul dans la conscience et correspond à une substitution complète.

Ces trois périodes comportent elles-mêmes des subdivisions, des formes de passage qu'on essaiera de déterminer.

Ceci est une étude de psychologie pure d'où l'on a rigoureusement éliminé tout ce qui se rapporte à la logique, à la théorie de la connaissance, à la philosophie première : il ne s'agit que de genèse, d'embryologie, d'évolution. C'est donc sur l'observation que nous devons nous appuyer et sur les faits dans lesquels s'incarne et se révèle le travail de l'esprit. A ce titre, nous trouverons notre matière et nos principales sources d'informations : pour les abstraits inférieurs, dans les actes des animaux, des enfants, des sourds-muets non éduqués; pour les abstraits moyens, dans le développement des langues et les documents ethnographiques des peuples primitifs ou demi-civilisés ; pour les abstraits supérieurs, dans la constitution progressive des notions et théories scientifiques et des classifications.

Ce volume est le résumé de leçons faites au Collège de France en 1895. Il est le premier d'une série qui sera publiée, si les circonstances le permettent, et qui comprendra toutes les parties de la psychologie : inconscient, perceptions, images, volonté, mouvements, etc.

TH. R.

Mars 1897.

L'ÉVOLUTION
DES IDÉES GÉNÉRALES

CHAPITRE PREMIER

LES FORMES INFÉRIEURES DE L'ABSTRACTION
L'ABSTRACTION AVANT LA PAROLE

Sauf les cas très rares, s'ils se rencontrent (peut-être au premier moment de la surprise et dans les états qui se rapprochent de la sensation pure), où l'esprit reflète passivement, comme un miroir, les impressions extérieures, l'activité intellectuelle est toujours réductible à l'un de ces deux types : associer, réunir, unifier ; ou dissocier, isoler, séparer. Ces deux opérations essentielles sont au fond de toutes les formes de la connaissance, des plus basses aux plus hautes, et constituent son unité de composition.

L'abstraction appartient au second type. Elle est un procédé naturel et nécessaire de l'esprit, dépendant de l'attention, c'est-à-dire de la limitation, spontanée ou volontaire, du champ de la conscience. L'acte d'abstraire exige, pour se produire, des conditions négatives et positives, et il en est le résultat.

Les conditions négatives consistent essentiellement en ce fait que, dans un tout complexe, nous ne pouvons bien saisir qu'une qualité ou un aspect, variables suivant les moments, parce que la conscience, comme la rétine, est restreinte à une étroite région de perception claire.

La condition positive consiste en un état que l'on a nommé avec raison : un « renforcement psychique » de ce qu'on abstrait, qui a pour conséquence naturelle l'affaiblissement de ce dont on abstrait. La vraie caractéristique de l'abstraction est dans cet accroissement partiel d'intensité. Quoiqu'elle suppose une opération éliminatoire, elle est en fait un procédé positif de l'esprit. Les éléments ou qualités d'une perception ou d'une représentation qui sont omis par nous, ne comportaient pas nécessairement cette suppression. Nous les négligeons seulement, parce qu'ils ne nous conviennent pas pour le moment, et à titre de moyen (1).

L'abstraction étant donc, malgré des apparences négatives, une opération positive, comment se la représenter ? « Elle a besoin de l'attention, mais elle est plus que l'attention. Elle est une augmentation d'intensité ; mais elle est plus qu'une augmentation d'intensité. Supposons un groupe de représentations $a + b + c = d$. Faire abstraction de b et de c en faveur de a, c'est, à ce qu'il semble, obtenir $a = d - (b + c)$. S'il en était ainsi, b et c seraient conservés tels quels dans la conscience ; il n'y aurait pas d'abstraction. D'autre part, la représentation du tout d ne

(1) SCHMIDKUNZ, *Ueber die Abstraction*, Halle (Stricker, 1889). — Cet opuscule (43 pages) contient un bon exposé historique et théorique de la question.

pouvant être supprimée purement et simplement, *b* et *c* ne peuvent être totalement anéantis. Ils subsistent donc à l'état de résidus qu'on peut désigner par x, et la représentation abstraite est non pas a, mais $a + x$ ou A. Ainsi, les éléments des représentations abstraites sont les mêmes que ceux des représentations concrètes ; ils sont seulement les uns fortifiés, les autres affaiblis : ce qui amène des groupements nouveaux. L'abstraction consiste donc dans la formation de nouveaux groupes de représentations qui, renforçant certains éléments des représentations concrètes, en affaiblit les autres éléments (1). »

On voit, d'après ce qui précède, que l'abstraction, quant à son origine, dépend des causes qui suscitent et maintiennent l'attention : ces causes, nous les avons décrites ailleurs, et ce n'est pas le lieu d'y revenir. Remarquons seulement que, comme l'attention, l'abstraction peut être instinctive, spontanée, naturelle ; ou bien réfléchie, volontaire, artificielle. Sous la première forme, l'abstraction d'une qualité ou d'une manière d'être résulte d'une attraction quelconque ou de l'utilité : aussi est-elle une manifestation commune de la vie intellectuelle qui se rencontre même, nous le verrons, chez beaucoup d'animaux. Sous la deuxième forme, plus rare et plus haute, elle vient moins

(1) SCHMIDKUNZ, *ouv. cité*. — L'auteur, qui insiste avec raison sur le caractère positif de l'abstraction (que l'on considère trop souvent comme une négation) fait remarquer qu'aucun concept, pas même celui d'infini, n'est, quant à sa genèse psychologique, le résultat d'une négation : car, « pour tirer de l'idée d'une chose finie l'idée d'infini, il faut d'abord abstraire de la chose sa qualité d'être finie, ce qui est un acte positif ; ensuite, pour constituer l'infini, il suffit ou bien d'augmenter continuellement le temps, la grandeur, l'intensité du fini, ce qui est un procédé positif ; ou bien de nier les limites du fini, ce qui revient à nier une négation. »

des qualités de l'objet que de la volonté du sujet; elle suppose un choix, l'élimination souvent laborieuse des éléments négligeables, et une difficulté à maintenir dans la conscience claire l'élément abstrait. En définitive, elle est toujours une application particulière de l'attention, qui, adaptée, suivant les cas, à l'observation, à la synthèse, à l'action, etc., agit ici comme instrument d'analyse.

Un préjugé fort accrédité veut que l'abstraction soit un acte mental relativement rare. Il se traduit dans la langue courante, pour qui « abstrait » est synonyme de difficile, obscur, peu accessible. C'est une erreur psychologique qui résulte d'une vue incomplète : on réduit illégitimement l'abstraction tout entière à ses formes supérieures. En fait, la faculté d'abstraire, du plus bas au plus haut degré, reste toujours identique à elle-même ; son développement dépend de celui de l'intelligence (en général) et du langage ; mais elle est en germe même dans les opérations primitives dont l'objet propre est le concret : c'est-à-dire la perception et la représentation. Plusieurs auteurs récents l'ont bien montré (1).

La perception est par excellence la faculté de connaître le concret. Elle vise à embrasser la totalité des caractères de son objet, sans y parvenir complètement, parce qu'elle est tenue en échec par un ennemi intérieur : la tendance naturelle de l'esprit à simplifier, à éliminer. Le même cheval, au même moment, n'est pas perçu de la même manière par un maquignon, un vétérinaire, un peintre, un profane. Pour chacun d'eux, telles qualités, qui varient de

(1) Voir en particulier Höffding, *Psychologie;* trad. all., 2e éd., pp. 223 et suivantes.

l'un à l'autre, sont en relief, et telles autres sont dans l'ombre. Sauf les cas d'investigation prolongée, méthodique (et alors c'est observer et non plus percevoir), il se produit toujours une sélection inconsciente de quelques caractères principaux qui, groupés, deviennent un substitut de la totalité. Il ne faut pas oublier que la perception est avant tout une opération *pratique*, qu'elle a pour premier moteur l'intérêt ou l'utilité; que, par suite, nous négligeons — c'est-à-dire que nous laissons dans le champ de la conscience obscure — ce qui, actuellement, ne nous touche ni ne nous sert. Il est bien superflu de passer en revue toutes les formes de perceptions (visuelles, auditives, tactiles, etc.), et de montrer qu'elles sont régies par cette même loi d'intérêt; mais il convient de remarquer que le mécanisme naturel par lequel la séparation se fait entre les éléments renforcés et les éléments affaiblis est une ébauche grossière de ce qui sera plus tard l'abstraction, que les mêmes ressorts sont en jeu et qu'ils se réduisent finalement à une direction particulière de l'attention.

Avec l'image, étape intermédiaire entre le percept et le concept, la réduction de l'objet représenté à quelques caractères fondamentaux s'affirme plus encore. Non seulement entre les diverses représentations que je puis avoir de tel homme, de tel chien, de tel arbre, il y en a une qui doit exclure actuellement toutes les autres ; — il faut que je voie mon chêne verdoyant, jauni par l'automne ou dépouillé de feuilles, bien éclairé ou vaguement estompé, — mais même cette représentation individuelle, concrète, qui a prévalu entre toutes les autres, n'est qu'une esquisse, une réduction de la réalité avec omission de beaucoup de détails. A part les hommes très exceptionnels chez qui la vision et l'audition mentales sont parfaites, adéquates (à ce qu'il semble) à la perception elle-même, ce que nous appelons une représentation exacte ne l'est que dans ses grands traits. Que l'on compare l'image que l'on a d'un monument, les yeux fermés, à la perception elle-même ; le souvenir d'une mélodie à son exécution vocale ou instrumentale. Chez la moyenne des hommes, l'image, prétendue copie de la réalité, subit toujours un appauvrissement considérable, qui, chez les moins doués, est énorme : elle devient alors un simple schéma qui confine aux concepts inférieurs.

Sans doute, on peut objecter que dans la perception et la représentation, le travail de dissociation est bien incomplet et partiel. Mais, en vérité, il serait étrange, illogique, que l'abstrait triomphât au sein même du concret : nous avons voulu seulement montrer qu'il y est en germe, sous forme embryonnaire. Lors donc que l'abstraction apparaît dans sa forme propre, c'est-à-dire comme la conscience d'une qualité unique et isolée du reste, elle n'est pas une manifestation nouvelle, mais un perfectionnement : elle est une simplification de simplifications.

L'état de conscience ainsi obtenu par la fixation exclusive de l'attention sur une qualité et par sa dissociation idéale d'avec le reste, devient, comme on le sait, une notion singulière, ni individuelle ni générale, mais abstraite, qui est la matière de la généralisation.

Le sens de l'identité, le pouvoir de saisir la ressemblance est, comme on l'a dit avec raison, « l'ossature de la pensée » ; sans lui, nous serions perdus dans le flux incessant des choses (1). Existe-t-il dans la nature des ressemblances complètes, des événements totalement semblables ? C'est très douteux. On pourrait croire que celui qui lit une phrase plusieurs fois de suite, écoute plusieurs fois le même air, déguste l'un après l'autre les quatre quartiers d'un même fruit, éprouve dans chaque cas des perceptions identiques. Il n'en est rien. Un peu de réflexion montre que, outre les différences dans le temps, dans les dispositions variables du sujet, dans l'effet cumulatif de perceptions réitérées, il y a au moins entre la première perception et la seconde cette différence radicale qui sépare le nouveau du répété. En fait, ce que nous donne l'expérience extérieure et intérieure consiste en ressemblances mêlées de différences extrêmement variables en degrés, c'est-à-dire des analogies. La ressemblance parfaite supposée entre les choses s'évanouit à mesure qu'on les connaît mieux. A première vue, un peuple nouveau offre au voyageur un type général bien déterminé ; puis, plus on observe, plus l'uniformité apparente se résout en variétés. « J'ai pris la peine, dit Agassiz, de comparer entre eux des milliers d'individus de la même espèce ; j'ai poussé dans un cas la minutie jusqu'à placer à côté les uns des autres 27.000 exemplaires d'une même coquille (*genre Neretina*). Je puis assurer que sur ces 27.000 exemplaires, je n'en ai pas trouvé deux qui fussent parfaitement identiques. »

Cette faculté de saisir les ressemblances — base de la généralisation — est-elle primitive au sens absolu du mot ? Marque-t-elle le premier éveil de l'esprit, en tant qu'il con-

(1) W. JAMES, *Psychologie*, I., 459.

naît ? Pour plusieurs auteurs contemporains (H. Spencer, Bain, Schneider, etc.), la conscience d'une différence est le moment primordial ; la conscience d'une ressemblance ne vient qu'après. D'autres soutiennent la thèse inverse (1). En réalité, cette recherche du *primum cognitum* est hors de nos prises ; elle échappe à l'observation et à l'expérience comme toutes les questions de genèse. On ne peut se décider que d'après des arguments purement logiques, et chacun des deux partis fournit des raisons qui ne sont pas sans valeur. Il y a de plus, au fond de cette discussion, la grave erreur d'assimiler sans preuves l'état embryonnaire de l'esprit aux formes adultes et de supposer dès l'origine une distinction tranchée et nette entre la discrimination et l'assimilation. C'est une question ouverte, que la psychologie actuelle est incapable de trancher d'une manière positive. Ce qui est vrai, incontestable, de l'esprit tel que nous le connaissons, c'est-à-dire développé et constitué, c'est que les deux procédés vont de pair et se supposent réciproquement

En somme, l'abstraction et la généralisation, considérées comme actes élémentaires de l'esprit et rédui-

(1) H. Spencer, *Principles of Psychology*, t. I., part. 2, ch. II. — Bain (*Emotions and Will*, chapitre dernier) dit qu'il n'y a rien de plus fondamental dans l'intelligence que le sentiment de la différence qui existe entre des impressions consécutives ou coexistantes. « Quelquefois la ressemblance produit le choc nécessaire pour éveiller l'intelligence, mais cette ressemblance est un mode de la différence. » Pour un exposé et une discussion étendue de ce problème, consulter Ladd, *Psychology descriptive and explanatory*, ch. XIV. Il convient de remarquer que les anciens psychologues, en considérant comme primordiale la « faculté de comparaison » qui se fait par ressemblance et par différence, avaient bien observé le même fait, tout en le décrivant en termes différents.

tes à leurs conditions les plus simples, supposent :

La première — l'abstraction — une dissociation opérée dans les données brutes de l'expérience. Elle a des causes subjectives qui se réduisent finalement à l'attention. Elle a des causes objectives, réductibles à ce fait qu'une qualité déterminée nous est donnée comme partie intégrante de groupes très différents. « Une impression totale dont les éléments ne nous auraient jamais été donnés à part dans l'expérience serait réfractaire à l'analyse. Si tous les objets froids étaient humides, et tous les objets humides froids ; si tous les liquides étaient transparents, et si aucun objet non liquide n'était transparent; nous aurions bien de la peine à distinguer par des noms le froid de l'humide, la liquidité de la transparence... Mais ce qui a été associé tantôt à une chose, tantôt à une autre, tend à se dissocier des deux et à devenir pour l'esprit un objet de connaissance abstraite. C'est ce qu'on pourrait appeler une loi de dissociation par variations concomitantes (1). »

La seconde, — la généralisation, — repose sur l'association par ressemblance ; mais même à son plus bas degré, elle la dépasse, car elle exige un acte synthétique de fusion. Elle ne consiste pas, en effet, en une évocation successive de semblables ou d'analogues, comme dans le cas où l'image de Saint-Pierre de Rome me suggère celle de Saint-Paul de Londres, du Panthéon de Paris et autres églises à dimensions colossales, de même architecture et à coupoles gigantesques. Elle est une condensation. L'esprit ressemble à un creuset au fond duquel un *résidu* de ressem-

(1) W. James, *Psychology*, I, 502 et suiv.

blances communes s'est déposé, les différences s'étant volatilisées. — A mesure que l'on s'éloigne de cette forme primitive, élémentaire, la constitution de l'idée générale exige d'autres conditions psychologiques qui ne peuvent être énumérées en passant.

Nous arrivons ici, en effet, au but principal de cet ouvrage qui est, non de disserter après tant d'autres, sur la nature de l'abstraction et de la généralisation; mais de les suivre pas à pas dans leur développement, sous leurs multiples aspects. Dès qu'on dépasse la représentation individuelle pure, on entre dans une hiérarchie ascendante de notions qui, à part le caractère commun à toutes d'être générales, sont de nature fort hétérogènes et impliquent des habitudes mentales distinctes. La question tant de fois discutée : Qu'avons-nous dans l'esprit, quand nous pensons par idées générales ? ne comporte pas une seule réponse, mais des réponses variables suivant les cas ; et pour répondre pertinemment, il faut fixer d'abord les principaux échelons de cette hiérarchie et pour cela il faut une *notation objective* qui leur donne une marque extérieure, non arbitraire.

Une première marque nous est fournie par l'absence ou la présence du mot. L'abstraction et la généralisation, sans l'aide possible du mot, constituent le groupe inférieur que quelques auteurs récents désignent par le nom bien approprié *d'images génériques* (1), terme qui laisse trans-

(1) Ce terme est emprunté aux travaux bien connus de Galton sur les photographies composites, qui ne remontent guère à plus d'une vingtaine d'années. Huxley, dans son livre sur *Hume* (ch. IV), me paraît le premier qui l'ait transporté dans la psychologie, comme le montre le passage sui-

paraître leur nature intermédiaire entre l'image pure et la notion générale proprement dite.

La deuxième classe, que nous dénommons *abstraits moyens*, suppose le mot. A leur plus bas degré, ces concepts dépassent à peine le niveau de l'image générique : ils se réduisent à un schéma vague dont le mot est un accompagnement presque superflu. A un degré plus haut, les rôles sont intervertis : le schéma représentatif, de plus en plus appauvri, s'efface devant le mot qui passe, dans la conscience, au premier plan.

Enfin, la troisième classe, celle des concepts *supérieurs,* a pour marque propre de n'être plus représentable. S'il surgit quelque image dans la conscience, elle n'aide pas sensiblement la marche de la pensée et quelquefois l'entrave. Tout se réduit, en apparence du moins, au mot seul.

Cette notation des degrés de l'abstraction ne peut, pour le moment, être donnée qu'à grands traits et grossièrement. Chaque moment de cette évolution devra être étudié

vant : « Pour éclaircir la nature de cette opération mentale, on peut la comparer à ce qui se passe dans la production des photographies composites, lorsque, par exemple, les images fournies par les physionomies de six personnes sont reçues sur la même plaque photographique, pendant un sixième du temps nécessaire pour faire un seul portrait. Le résultat final est que tous les points dans lesquels les six physionomies se ressemblent, ressortent avec force, tandis que tous ceux par où elles diffèrent restent dans le vague. On obtient ainsi un portrait *générique* des six personnes... Ainsi, nos idées d'impressions complexes isolées sont incomplètes d'une façon et nos idées de plusieurs impressions complexes plus ou moins semblables, sont incomplètes d'une autre façon, c'est-à-dire qu'elles sont *génériques*... Il s'ensuit que nos idées des impressions susdites ne sont pas, dans le sens strict du mot, les copies de ces impressions et, de plus, elles peuvent exister dans l'esprit indépendamment du langage. » — Au lieu du terme images génériques, Romanes emploie le mot « recept », pour marquer leur place intermédiaire entre le « percept » au-dessous, et le « concept » au-dessus.

en lui-même et fixé par la détermination de ses caractères intérieurs et extérieurs. Quant à la légitimité, à la valeur objective et pratique de cette distribution hiérarchique, un voyage d'exploration d'un bout à l'autre de notre sujet, à travers les détails, peut seul la confirmer ou l'infirmer.

Nous commençons donc par les formes inférieures, avec le dessein d'y insister assez longuement, parce que d'ordinaire elles sont très négligées ou même omises. C'est la période *prélinguistique* de l'abstraction et de la généralisation : le mot manque totalement; c'est un facteur inconnu. En quelle mesure, sans son aide, est-il possible de dépasser le niveau de la perception et de l'image consécutive et d'atteindre une forme intellectuelle plus élevée ? Pour répondre d'après les faits, nous avons trois sources d'informations assez copieuses : les animaux, les enfants avant la parole, les sourds-muets non éduqués.

SECTION I

LES ANIMAUX

Chacun sait combien la psychologie animale est pleine d'obscurités et de difficultés. Elles s'accumulent principalement sur la question qui nous occupe ; car, il s'agit de savoir non si les animaux perçoivent, se souviennent et même, quand leur organisation est supérieure, imaginent, — ce que personne ne conteste, — mais si, dans l'ordre intellectuel, ils sont capables de plus et de mieux. L'opinion commune est pour la négative : il se peut bien qu'elle repose simplement sur une équivoque de langage. Sans rien préjuger d'avance, il n'y a qu'à interroger les faits et, dans l'interprétation, à les serrer d'aussi près que possible.

En ce qui concerne les faits, nous pouvons être très sobres : on les trouvera dans les traités spéciaux, et il n'est pas utile de les entasser ici. D'ailleurs, il est clair qu'une bonne partie du règne animal est à négliger. A ses degrés inférieurs, il est si loin de nous, d'une psychologie si obscure et si pauvre, qu'on ne peut rien y apprendre. Il est clair que, dans les formes supérieures seules, nous avons quelques chances de trouver ce que nous cherchons : 1° des équivalents de concepts ; 2° des procédés assimilables au raisonnement.

Dans l'immense domaine des Invertébrés, le plus haut développement psychique se rencontre, de l'avis commun, chez les Hyménoptères sociaux et les représentants supérieurs de ce groupe sont les Fourmis : il nous suffira de nous occuper d'elles. Malgré l'exiguïté de leur taille, leur cerveau remarquable par sa structure, surtout chez les neutres, est, disait Darwin, « un des atomes les plus extraordinaires que nous présente la matière, sans en excepter le cerveau de l'homme. » Les lésions de cet organe, fréquentes dans leurs combats acharnés, causent des troubles fort analogues à ceux que l'on constate chez les mammifères. Il est inutile de rappeler ce que chacun sait de leurs mœurs : organisation du travail, adaptations variées dans l'architecture, guerres, rapt, pratique de l'esclavage et de l'élevage et (pour certaines espèces) travaux agricoles, moissons, soins donnés à leurs greniers, etc. (1) ; tout au contraire, il nous faut examiner les cas exceptionnels, ceux où les fourmis sortent de leurs habitudes ; car leur aptitude à abstraire, généraliser, raisonner, ne peut s'établir qu'en raison d'une adaptation nouvelle à des circonstances insolites. En voici quelques exemples :

« A côté d'un de nos tramways, dit Belt, se trouvait une fourmilière dont les habitants ne pouvaient se rendre auprès des arbres (qu'ils moissonnaient) qu'en traversant des rails sur lesquels des wagons passaient sans cesse, non sans écraser beaucoup de fourmis. Celles-ci finirent par renoncer à un trajet aussi dangereux et elles avaient percé

(1) Pour les détails, voir Romanes, *Animal Intelligence*, ch. III et V. — En ce qui concerne la probabilité d'un ensemble de signes qui les aident dans leur coopération, voir ci-après, ch. II.

un tunnel sous chaque rail. Un jour, à un moment où il ne passait pas de wagons, je comblai ces tunnels de pierres, pour voir ce que feraient les fourmis qui revenaient au nid, chargées de feuilles, en découvrant l'obstacle. Je pus alors constater que la bande, plutôt que de passer sur les rails, se mit à creuser d'autres souterrains. »

Un autre observateur, Bates, qui a patiemment étudié les fourmis de l'Amérique centrale, rapporte un fait analogue. Ces insectes découpent les feuilles des arbres et les emportent dans leur nid, où elles servent à divers usages. Une colonne revenait chargée de ce butin :

« Je mis une branche de près d'un pied de diamètre en travers de leur route qui était bordée des deux côtés par une herbe haute, épaisse, infranchissable ; je l'enfonçai quelque peu dans le sol pour que les fourmis ne pussent passer dessous. Les premières arrivées essayèrent en effet de ce moyen pour passer outre, puis elles essayèrent de passer par-dessus, ce qui fut impossible avec le poids de leurs feuilles. Alors, elles se tinrent immobiles, comme si elles attendaient un mot d'ordre, et quel fut mon étonnement quand je vis que, des deux côtés, on travaillait à creuser un tunnel. Les fourmis avaient déposé leurs feuilles pour procéder à cette opération ; lorsqu'elle fut terminée, c'est-à-dire au bout d'une demi-heure, elles prirent de nouveau leur charge, et la colonne se mit en marche. »

Elles montrent autant d'invention dans la construction des ponts. Il résulte d'observations nombreuses qu'elles savent disposer des brins de paille au-dessus de l'eau, les maintenir en équilibre, ou les sceller aux deux bouts avec de la terre, les humecter de leur salive, les rétablir si on les dérange, construire une chaussée faite de grains de sable, etc. (Réaumur). Elles emploient même des ponts vivants : « Le sol, autour d'un arbre, ayant été enduit de goudron pour le soustraire à leurs ravages, les premières fourmis qui essayèrent de passer furent engluées, mais les autres ne s'y laissèrent pas prendre. Retournant sur l'arbre chercher des aphides, elles vinrent les poser sur le goudron l'un après l'autre et s'en firent une chaussée (1). »

J'omets toute observation sur l'ingéniosité des guêpes et des abeilles ; je veux cependant noter un cas rudimentaire de généralisation. Huber avait remarqué que les abeilles, quand la longueur des corolles les empêche d'en extraire le miel par leur procédé ordinaire, percent un trou vers le bas. « Une fois que ces insectes ont reconnu que la conformation d'une fleur nécessite ce procédé, ils l'appliquent désormais à l'espèce. » Sans doute, on peut invoquer ici l'association, l'habitude ; mais, avant qu'elles se créent, n'y a-t-il pas eu extension du même au même ?

Pour les animaux supérieurs, je me bornerai aussi aux types les plus élevés. J'écarte naturellement toutes les observations relatives aux animaux « savants », tout ce qui est dû à l'éducation et au dressage par l'homme. J'écarte encore les cas où, comme chez le castor, il y a un mélange embarrassant de ce qu'on nomme l'instinct (propriété spécifique) et d'une adaptation variable suivant les temps et les lieux.

L'éléphant a une réputation, peut-être un peu surfaite,

(1) Romanes, *ouv. cité*, ch. III.

d'intelligence. Sa psychologie est assez bien connue ; j'en donne quelques traits caractéristiques pour notre sujet : Il sait arracher des piquets de bambou, les casser, les examiner, et répéter cette opération jusqu'à ce qu'il en trouve un à sa convenance; alors il saisit avec sa trompe le fragment qu'il a fabriqué et s'en sert comme d'un grattoir pour déloger les sangsues qui adhèrent à sa peau dans quelque endroit inaccessible. « Le cas est fréquent, et chaque éléphant se sert quotidiennement d'un grattoir de ce genre ». Lorsqu'il est importuné par les grosses mouches, il choisit une branche qu'il dépouille de ses feuilles, sauf à l'extrémité ; « il la frotte à plusieurs reprises de haut en bas pour la bien nettoyer et il se trouve ainsi muni d'un éventail de cinq pieds de long qu'il agite de chaque côté. Quoi qu'on en dise, voilà bien deux instruments dans toute l'acception du mot, c'est-à-dire fabriqués avec intelligence, dans un but déterminé. » — « Un point sur lequel je désire insister particulièrement, dit un naturaliste qui les a beaucoup observés, c'est qu'on est fondé à croire que les éléphants conçoivent des idées abstraites. Je suis convaincu qu'ils acquièrent par expérience l'idée de dureté et de poids, et en voici la preuve, à mon avis... On enseigne à l'éléphant à ramasser des objets à terre et à les passer à son *mahout* qui se tient assis sur ses épaules. Tout d'abord, on lui fait ramasser des objets mous, comme des vêtements, à cause de la force dangereuse de ses mouvements. Au bout d'un certain temps, qui varie selon les animaux, il semble se rendre compte de la nature des objets qu'il soulève ; s'il continue à lancer sans façon un paquet de linge, il passe doucement les choses lourdes (barres de fer, chaînes), prend un couteau aiguisé par le manche et le met sur sa tête à la disposition du *mahout*. J'ai fait à dessein ramasser à des éléphants des objets qu'ils ne pouvaient avoir vus auparavant, et la façon dont ils les manièrent me prouva qu'ils savaient si ces objets étaient durs, pesants ou tranchants (1). »

Lloyd Morgan qui, dans ses livres de psychologie comparée, a une tendance évidente à concéder aux animaux une ration intellectuelle aussi restreinte que possible, commente ainsi cette observation : « Faut-il supposer que ces animaux possèdent des idées abstraites? Je réponds que cela dépend de ce qu'on entend par idées abstraites. Si on veut dire que les idées abstraites sont *isolées*, c'est-à-dire considérées comme des qualités tout à fait séparées des objets qu'elles caractérisent, je ne le pense pas. Mais, si on veut dire que les éléphants, pratiquement, reconnaissent les qualités de dureté, poids, etc., comme éléments *prédominants* dans leur représentation, je suis tout disposé à l'accorder (2). » Pour ma part, j'adhère complètement à cette conclusion, en y ajoutant une seule remarque : c'est qu'entre la notion abstraite pure et la notion « prédominante », il n'y a qu'une différence de degré. Si celle-ci n'est pas isolée, détachée, fixée par un signe, elle en est bien près et mérite, à ce titre, d'être nommée un abstrait d'ordre inférieur.

On a souvent cité l'observation d'Houzeau sur les chiens qui, souffrant de la soif, dans les pays secs, se précipitent sur les sillons qu'ils rencontrent, en explorent une cin-

(1) Romanes, *ouv. cité*, ch. xiii.

(2) Lloyd Morgan, *Animal Life and Intelligence*, ix, 364.

quantaine en descendant, espérant toujours que ce lit desséché les conduira à l'abreuvoir. Ils ne peuvent être guidés ni par l'odeur de l'eau, ni par la vue des herbes ; car tout cela manque : « Ils le sont donc ici, par des idées générales, secondées jusqu'à un certain point par l'expérience et d'un caractère fort simple sans doute. »

C'est pourquoi le terme image générique serait bien préférable, à mon avis, pour les cas de ce genre.

« J'ai vu maintes fois non seulement les chiens, mais les chevaux, les mulets, les bœufs, les chèvres, chercher l'eau dans des endroits qu'ils n'avaient jamais visités. Ils se guidaient en vertu de principes généraux, puisqu'ils arrivaient à des abreuvoirs, pour le moment tout à fait secs (1). » Sans doute, on peut objecter que l'association des images joue ici un rôle prépondérant. La vue des sillons rappelle l'eau qui, quoique absente, fait partie d'un groupe de sensations bien des fois perçu : mais l'image générique ne pouvant être, comme nous le verrons plus loin, qu'une condensation presque passive de ressemblances, ces faits nous montrent assez bien sa nature et ses limites.

Je rappelle pour mémoire et sans en rapporter aucune les observations sans nombre sur l'aptitude des chiens et des chats à trouver les moyens qui peuvent les conduire à leur but, sur leur adresse mécanique ; sur les ruses, si bien décrites par G. Leroy, du renard, du lièvre, pour déjouer le chasseur, « quand ils sont vieux et instruits par l'expérience, car c'est à la science des faits qu'ils doivent leurs inductions justes et promptes. »

(1) HOUZEAU, *Études sur les facultés mentales des animaux*, t. II, pp. 264 et suivantes. Il donne aussi un exemple de généralisation chez les abeilles.

Les plus intelligents des animaux, les singes supérieurs, n'ont pas été beaucoup étudiés à l'état libre ; mais des observations, dont quelques-unes sont dues à des naturalistes célèbres, fixent assez bien le niveau intellectuel des mieux doués. L'histoire de l'orang de Cuvier a été reproduite à satiété. Les livres plus récents de psychologie comparée contiennent beaucoup de preuves de leur aptitude à profiter de l'expérience (Darwin, *Descendance*, I, ch. III), à se créer des instruments. Un singe, n'ayant pas la force de soulever le couvercle d'un coffre, se servit d'un bâton comme d'un levier. « L'usage du levier comme moyen mécanique est un exploit dont on ne connaît pas d'exemple en dehors du singe. Un autre (observé par Romanes), parvint *sans assistance*, en poursuivant méthodiquement ses investigations, à se rendre compte du principe mécanique de la vis. Il est communément reconnu que les singes savent se servir de pierres en guise de marteaux. » Ils sont habiles à combiner leurs stratagèmes : comme celui qui, retenu captif par une chaîne et ne pouvant s'approcher d'une couvée de canetons, leur tendait un morceau de pain et, quand il avait réussi à attirer l'un d'eux, le saisissait et le tuait d'un coup de dent à la poitrine (1).

Reste une opération mentale qu'il convient d'examiner à part, et nous suivrons toujours la même méthode, en ce qui la concerne, dans le cours de cet ouvrage. Elle a l'avantage d'être précise, limitée, à évolution complète et d'être accessible aux recherches dans toutes les phases de son déve-

(1) ROMANES, *ouv. cité*, ch. XVII.

loppement, du plus bas au plus haut. C'est la *numération*.

Y a-t-il des animaux capables de compter? G. Leroy est, je crois, le premier qui ait soutenu l'affirmative dans un passage qu'il est utile de transcrire, quoiqu'il ait été souvent cité :

« Parmi les différentes idées que la nécessité fait acquérir aux animaux, on ne doit point oublier celles des nombres. Les bêtes comptent, cela est certain, et, quoique leur arithmétique paraisse jusqu'à présent assez bornée, peut-être pourrait-on lui donner plus d'étendue. Dans les pays où l'on conserve le gibier, on fait la guerre aux pies parce qu'elles enlèvent les œufs... et pour anéantir d'un coup la famille carnassière, on tâche de tuer la mère pendant qu'elle couve. Pour cela, on est contraint de faire un affût bien couvert au pied de l'arbre où est le nid, et un homme s'y place pour attendre le retour de la couveuse; mais il attend en vain si la pie a été quelquefois manquée en pareil cas... Pour tromper cet oiseau inquiet, on s'est avisé d'envoyer à l'affût deux hommes, dont l'un s'y plaçait et l'autre passait; mais la pie compte et se tient toujours éloignée. Le lendemain, trois y vont, et elle voit encore que deux seulement se rencontrent, et elle voit encore que deux seulement se retirent. Enfin il est nécessaire que cinq ou six hommes allant à l'affût mettent son calcul en défaut... Ce phénomène, renouvelé toutes les fois qu'il est tenté, est l'un des plus extraordinaires de la sagacité des animaux. »

Depuis, la question a été reprise. Lubbock y consacre les trois dernières pages de son livre sur « Le sens et l'instinct des animaux ». D'après ses expériences sur les nids d'oiseaux, on peut enlever un œuf dans un nid où il y en a quatre ; mais, si l'on en retire deux, l'oiseau déserte généralement. La guêpe solitaire approvisionne sa cellule d'un nombre déterminé de victimes. L'ammophile se contente d'une seule ; une espèce d'*Eumenes* prépare pour ses petits cinq victimes, une autre espèce en prépare dix, une autre quinze, une autre vingt-quatre : le nombre des victimes est constamment le même pour chaque espèce. Comment l'insecte connaît-il son nombre ? (1)

Une expérience, conduite avec méthode par Romanes, lui a montré qu'un chimpanzé peut compter exactement jusqu'à cinq, distinguer les mots qui désignent 1, 2, 3, 4, 5 et, au commandement, présenter le nombre de brins de paille qu'on lui demande (2).

Bien qu'on n'ait pas encore sur ce point des observations assez étendues et assez variées pour en parler comme il conviendrait, on doit pourtant remarquer que les cas cités ne sont pas semblables et qu'il paraît illégitime de les réduire tous à un même mécanisme psychologique.

1° Le cas des insectes est le plus embarrassant ; il est préférable d'énoncer franchement un *non liquet ;* car l'attribuer à une numération inconsciente ou à un instinct spécial équivaut à ne rien dire ; d'ailleurs, nous n'avons pas à nous occuper de ce qui touche à l'instinct.

2° Le cas du singe et ses analogues est déjà assez élevé :

(1) On trouvera à la fin de ce passage une histoire extraordinaire sur l'arithmétique d'un chien, que Lubbock explique par une « lecture de pensée ». Je l'omets, ayant écarté délibérément tous les cas suspects ou rares.

(2) *Mental Évolution in Man*, ch. III, p. 58.

c'est une forme de numération *concrète* que nous retrouverons chez les enfants et les représentants les plus bas de l'humanité.

3° Tout autre est la nature de la prétendue « arithmétique » de la pie de G. Leroy et autres observations similaires. J'y vois non une numération, mais une perception de la pluralité, ce qui est tout différent. Il y a dans le cerveau de l'animal une coexistence de perceptions ; il sent qu'elles sont toutes présentes ou qu'il en manque ; mais la conscience d'une différence entre le groupe complet et le groupe tronqué, en déficit, n'est pas identique à l'acte de compter. Elle est une condition préliminaire, une introduction, rien de plus, et l'animal qui ne dépasse pas ce stade ne compte pas, au sens exact du mot. Nous verrons plus loin que des observations faites sur les jeunes enfants fournissent des preuves en faveur de cette assertion, ou montrent du moins qu'elle n'est pas une simple vue de l'esprit, mais l'hypothèse la plus vraisemblable.

Sans attendre davantage, et sous réserve des faits qui seront étudiés dans la suite de ce chapitre, nous pouvons dès maintenant essayer de fixer la nature des formes d'abstraction et de raisonnement accessibles aux types supérieurs de l'animalité.

I. — L'image générique résulte d'une fusion *spontanée* d'images, produite par la répétition d'événements semblables ou très analogues. Elle consiste en un procédé d'assimilation presque passif ; elle n'est pas intentionnelle et n'a pour matière que les ressemblances grossières. Il y a accumulation, sommation de ces ressemblances ; elles prédominent par la force du nombre, parce qu'elles sont la majorité : il se forme ainsi un noyau solide qui prédomine dans la conscience, un extrait convenant à tous objets similaires; les différences tombent dans l'oubli. La comparaison de Huxley, citée plus haut, avec les photographies composites, nous dispense d'insister. Leur genèse dépend : d'une part, de l'expérience ; les événements qui se répètent fréquemment peuvent seuls se condenser en une image générique ; d'autre part, des dispositions affectives du sujet (plaisir, peine, etc.), de l'intérêt, de l'utilité pratique, qui rendent certaines perceptions prédominantes. Elles n'exigent donc pas un grand développement intellectuel pour se constituer, et on ne peut guère mettre en doute qu'elles existent, même très bas, dans l'échelle animale. L'enfant, à quatre ou cinq mois, possède déjà très probablement une image générique de la forme humaine et de quelques objets familiers. On peut remarquer d'ailleurs que cette forme inférieure de l'abstraction peut se produire même chez l'homme adulte et cultivé. Si nous sommes, par exemple, transportés brusquement dans un pays dont la flore nous est totalement inconnue, il se produit en nous par la répétition des expériences une condensation inconsciente des végétaux similaires; nous les classons sans savoir leurs noms, sans en avoir besoin, sans connaître leurs caractères essentiels, c'est-à-dire ceux qui constituent la vraie notion abstraite, celle du botaniste.

En résumé, l'image générique est à mi-chemin entre la représentation individuelle et l'abstraction proprement dite. Elle résulte presque exclusivement de la faculté de saisir les ressemblances. Le rôle de la dissociation y est très faible : tout s'opère d'une façon pour ainsi dire automatique, mécanique, en suite de la lutte inégale qui s'établit dans la conscience entre les ressemblances qui se renforcent et les différences dont chacune reste isolée.

II. — On a dit que la principale utilité de l'abstraction est de servir à raisonner; on en peut dire autant des images génériques : c'est avec leur aide que les animaux raisonnent. Ce sujet a donné lieu à de grands débats. Beaucoup s'indignent à la seule pensée que des fourmis, des éléphants, des chiens, des singes puissent raisonner. Cependant cette indignation n'a d'autre cause que le sens très étendu, très élastiqne du mot raisonnement : opération qui comporte bien des degrés, depuis la simple consécution empirique jusqu'au raisonnement quantitatif composé des hautes mathématiques. On oublie qu'il y a, comme pour l'abstraction et la généralisation, les formes *embryonnaires*, celles que nous étudions en ce moment.

Pris dans son acception la plus étendue, le raisonnement est un acte de l'esprit qui consiste à aller du connu à l'inconnu ; à passer de ce qui est donné immédiatement à ce qui est simplement suggéré par l'association et l'expérience. Assurément un logicien trouvera cette formule trop vague, mais elle doit être telle pour couvrir tous les cas.

Sans prétendre à une énumération rigoureuse, défiant toute critique, on peut, dans le développement intellectuel, distinguer les phases suivantes en ordre ascendant : les perceptions et les images (souvenirs) comme point de départ ; l'association par contiguïté, l'association par ressemblance ; puis la marche du connu vers l'inconnu, par le raisonnement du particulier au particulier, par le raisonnement analogique, enfin par les formes parfaites de l'induction et de la déduction avec leurs modes. Toutes ces formes de raisonnement ont-elles un fonds commun, une unité de composition ; en d'autres termes, sont-elles réductibles à un seul type — induire suivant les uns, déduire suivant les autres? Quoique cela soit fort probable, il n'est pas utile de discuter ici cette question. Bornons-nous aux formes élémentaires que les logiciens omettent ou dédaignent ordinairement, mais qui, pour la psychologie, sont des démarches de l'esprit aussi intéressantes que toute autre.

Sans examiner si, comme le soutenait Stuart Mill, toute inférence est, en fait, du particulier au particulier — les propositions générales étant dans cette hypothèse de simples *memento*, de courtes formules qui servent de base à l'opération — il est clair qu'elle est la forme la plus simple de la direction de l'esprit du connu vers l'inconnu ; mais elle est plus que la seule association, quoiqu'elle ne la dépasse que d'un degré. L'association, par ressemblance, nous l'avons vu, n'est pas identique à la formation des images génériques ; celle-ci exige une fusion, une synthèse mentale : de même, le raisonnement du particulier au particulier implique quelque chose de plus que la simple association ; c'est un état d'*attente* équivalent à une conclusion dans l'ordre pratique, c'est une anticipation. L'animal qui s'est brûlé en avalant quelque aliment qui fume, se tient désormais en garde devant tout ce qui émet de la fumée. Il y a là plus qu'une simple association entre deux expériences antérieures (fumée, brûlure), et cet état « diffère de la simple suggestion associative, en ce que l'esprit est moins occupé du souvenir des brûlures passées que de l'attente d'une répétition du même fait dans le cas présent ; c'est-à-dire qu'il se rappelle moins le fait d'avoir été brûlé qu'il ne tire la conclusion qu'il sera brûlé (1). » En d'autres termes, il est orienté moins vers le passé que vers l'avenir. Bien que cette tendance à croire que ce qui est arrivé une ou deux fois arrivera toujours, soit une ample source d'erreurs, elle n'en reste pas moins une opération logique (jugement ou raisonnement) qui contient un élément de plus que l'association : une inclusion du futur, une affirmation implicite qui s'exprime par un acte. Sans doute, entre ces deux processus — associer, inférer du particulier au particulier, — la différence est assez mince ; mais, dans une étude de genèse et d'évolution, ces formes de passage sont justement les plus importantes.

Le raisonnement par analogie est d'un ordre bien supérieur. Il est le principal instrument logique de l'enfant et de l'homme primitif : base de l'extension du langage, des classifications vulgaires et pratiques, des mythes, des premières connaissances quasi scientifiques (2). C'est une induction qui commence, et il en diffère non par sa forme, mais par sa matière qui est mal établie. « Deux choses se ressemblent par un ou plusieurs caractères ; une proposition donnée est vraie de l'une, donc elle est vraie de l'autre. A est analogue à B ; *m* est vrai de A, donc *m* est vrai de B. » Telle est la formule de Stuart Mill. L'animal ou

(1) J. SULLY, *The human Mind*, t. I., p. 460. — L'auteur représente par de bons schémas la différence entre les deux cas. — Sur le raisonnement du particulier au particulier, consulter aussi STUART MILL, *Logic*, II, ch. III, p. 3 ; BRADLEY, *Logic*, liv. II, p. 2, ch. II.

(2) Sur l'analogie, consulter la monographie de STERN, *Die Analogie in volksthümlichen Denken*. Berlin, 1894.

l'enfant qui, maltraité par une personne, étend sa haine à toutes celles qui lui ressemblent, raisonne par analogie. Il est clair que ce procédé du connu à l'inconnu est à valeur variable, depuis zéro jusqu'au cas où il se confond avec l'induction parfaite.

Après ces remarques générales, revenons à la logique des animaux ou pour mieux dire, à la seule logique possible sans la parole. Elle n'est et ne peut être qu'une *logique des images* (Romanes emploie une expression synonyme: logique des recepts), qui est à la logique proprement dite, ce que les images génériques sont à l'abstraction et à la généralisation proprement dites. Cette dénomination est nécessaire ; elle en fait une catégorie à part, bien déterminée par l'absence du mot ; elle permet, quand on parle de jugement et de raisonnement chez les animaux et les individus dénués de la parole, de savoir exactement ce qu'on veut dire.

Il résulte de ce qui précède que la *logique des images* a deux degrés principaux :

L'inférence du particulier au particulier. L'oiseau qui, ayant trouvé, le matin, du pain sur une fenêtre, revient le lendemain à la même heure, en trouve encore et continue, est mû par une association d'images, plus l'état d'attente, d'anticipation, décrit ci-dessus.

Le procédé par analogie. Il suppose, au moins dans ses formes les plus hautes chez l'animal, une construction de l'esprit : le but est posé, et les moyens sont imaginés pour l'atteindre. Je rapporte à ce type les cas précités des fourmis creusant un tunnel, établissant un pont, etc. Dans leur vie ordinaire, elles ont la pratique de ces opérations : leur mérite consiste à pouvoir les *dissocier* de leurs conditions habituelles, du milieu de leur fourmilière, pour les adapter à des cas nouveaux, à l'inconnu.

La logique des images a des caractères qui lui sont exclusivement propres et qu'on peut résumer comme il suit :

1° Elle n'a pour matière que des représentations concrètes ou des images génériques et ne peut sortir de ce cercle. Elle est capable de constructions assez complexes, mais n'admet pas la substitution. Tandis que l'écolier novice résout sans grande peine des problèmes d'arithmétique élémentaire (tels que : 15 ouvriers ont fait en 4 jours un mur de 3 mètres, combien de temps faudra-t-il à 4 ouvriers pour le même travail ?) parce qu'il use de la logique des signes, remplaçant les données concrètes par des chiffres et n'ayant à opérer que sur leurs rapports ; la logique des images est absolument réfractaire à tout stratagème de substitution. Outre qu'elle ne peut agir que sur le représentable, même dans ces limites, sa marche est nécessairement lente, encombrée et, faute de dissociation suffisante, s'embarrasse de détails inutiles. Toutefois, chez l'adulte habitué au raisonnement, elle peut devenir un auxiliaire dans certains cas ; j'incline même à croire qu'elle est le nerf principal de l'imagination constructive. Il vaudrait la peine de rechercher, d'après des observations authentiques, quel rôle elle joue dans l'invention des romanciers, des poètes, des artistes. Dans une polémique contre Max Müller qui s'obstine à soutenir qu'il est radicalement impossible de penser et de raisonner sans mots, un correspondant lui répond : « Depuis ma jeunesse, je suis engagé dans la pratique de l'architecture et du génie civil, et je puis assurer que le projet et l'invention se font entièrement chez moi par des images mentales (*mental pictures*). Je trouve que les mots sont plutôt un embarras... et la meilleure preuve qu'ils le sont dans bien des cas, c'est qu'il a fallu trouver d'autres méthodes pour communiquer la connaissance ; par exemple, la méthode graphique en mécanique (1). »

2° Elle a toujours un but pratique. Il ne faut pas oublier qu'à son origine, la faculté de connaître est essentiellement utilitaire et ne peut être autre, parce qu'elle est uniquement employée à la conservation de l'individu (trouver la nourriture, distinguer l'ennemi de la proie, etc.). Les animaux ne font que des raisonnements *appliqués* qu'ils essaient par l'expérience ; ils tâtonnent et choisissent entre plusieurs moyens celui que l'issue finale justifie ou infirme. A proprement parler, la logique des images n'est ni vraie ni fausse ; ces épithètes ne lui conviennent qu'à moitié. Elle réussit ou elle échoue : ce qui la juge, c'est le succès ou l'insuccès ; et, puisque nous avons soutenu plus haut qu'elle est le ressort caché de l'invention esthétique, remarquons qu'ici encore, il ne s'agit pas d'établir la vérité ou l'erreur, mais de créer une œuvre viable ou d'avorter.

Ce n'est donc que par une prévention injustifiée qu'on a pu refuser aux animaux supérieurs toute opération qui dépasse l'association et toute aptitude à inférer d'après

(1) *Three Introductory Lectures on the Science of Thought, delivered at the R. Institution*, appendice, p. 6, lettre 4° ; Chicago, 1888. — Il convient pourtant de remarquer que celui qui use ainsi de la logique des images a l'esprit préformé par la logique des signes : ce qui n'est pas le cas des animaux.

des ressemblances. W. James, après avoir posé comme règle (*as a rule*) que les meilleurs exemples de la sagacité animale « peuvent parfaitement s'expliquer par la seule association de contiguïté, fondée sur l'expérience », arrive, en fait, à une conclusion qui ne diffère guère de la nôtre. Après avoir rappelé l'histoire connue des chiens arctiques attelés à un traîneau qui, dès que la glace craque, s'éloignent les uns des autres pour diminuer le poids, il l'explique ainsi : « Il nous suffit de supposer que chacun d'eux, individuellement, après le craquement, a senti sa peau mouillée, qu'ils ont souvent remarqué que ce craquement commence quand ils sont ensemble et cesse quand ils sont dispersés. » En admettant cette supposition, il n'en reste pas moins vrai que les associations par contiguïté ne sont que la *matière* qui sert de base à une inférence par similitude et à l'acte qui s'ensuit. — Autre histoire. Un de ses amis, accompagné de son chien, se rend à son bateau et le trouve plein d'eau et de boue. Il s'aperçoit qu'il a laissé à la maison l'éponge qui sert à le nettoyer. Peu soucieux de faire un tiers de mille pour la chercher, à tout hasard et sans grand espoir, il simule devant son terrier tous les gestes nécessaires pour rapproprier le bateau, en lui criant : « L'éponge, l'éponge, va chercher l'éponge. » Le chien s'en va et, à la grande surprise de son maître, revient en la tenant dans sa gueule. Est-ce à proprement parler un raisonnement ? Il ne serait tel, dit W. James, que si le terrier, ne trouvant pas l'éponge, avait apporté un torchon ou une nappe. Par cette substitution, il aurait montré que, malgré les diversités d'apparence, il comprenait que, pour le but actuel, tous ces objets sont identiques. « Cette substitution impossible pour le chien, tout homme même le plus stupide ne manquera pas de la faire. » Je n'en suis pas sûr, malgré l'assertion catégorique de l'auteur; mais, sans la discuter, il faut avouer que c'est demander à un chien de raisonner comme un homme (1). En définitive, et malgré des apparences contraires, James en arrive à une conclusion qui n'est pas bien différente de la nôtre. « Les caractères extraits par les animaux sont très peu nombreux et toujours en rapport avec leurs intérêts et émotions immédiats. » C'est ce que nous avons nommé plus haut le raisonnement pratique (2).

G. Leroy disait : « Les animaux raisonnent, mais autrement que nous. » C'est là une position négative. Nous faisons un pas de plus en disant : leur raisonnement consiste en un enchaînement d'images concrètes ou génériques adapté à un but déterminé et dans le passage de ces repré-

(1) *Psychology*, t. II, pp. 348 et suiv. — Il rapporte pourtant le cas d'un autre chien habitué à chercher et à rapporter des coins à fendre le bois. Un jour, il ne revenait pas. On le chercha au bout d'une demi-heure; il était occupé à mordre et déchirer le manche d'une hache enfermée dans un billot (le coin ne se trouva pas). L'animal avait-il la perception claire du caractère commun à ces deux instruments servant à fendre? « C'est une interprétation possible, mais qui me paraît dépasser de beaucoup les bornes de l'abstraction canine. » (*Loc. cit.*, p. 352.) James essaie une autre explication. Il est singulier qu'il n'invoque pas le dressage et la cohabitation avec l'homme : c'est pourtant un facteur dont l'influence sur le développement intellectuel des animaux n'est pas douteuse. Aussi est-il préférable de ne s'appuyer que sur leurs inventions spontanées, sans suggestion possible : ces faits seuls sont clairs et probants.

(2) Lloyd Morgan, dont nous avons indiqué plus haut les tendances, distingue trois sortes d'inférence : 1° inconsciente, celle des perceptions; c'est une construction immédiate qui les complète; 2° intelligente (qu'il concède aux animaux), elle construit et reconstruit à l'aide des perceptions; 3° rationnelle, qui implique l'analyse, la dissociation complète (*isolation*), les concepts (*ouv. cité*, p. 362).

sentations à l'acte. Il est impossible de tout réduire à la seule association par ressemblance et surtout par contiguïté, puisque celle-ci a pour résultat nécessaire de créer des habitudes inébranlables, d'enfermer dans une routine étroite, et que nous avons vu que certains animaux peuvent la rompre.

SECTION II

LES ENFANTS

Il s'agit des enfants qui ne parlent pas encore et d'eux seuls. Contrairement aux animaux et aux sourds-muets livrés à eux-mêmes, l'*infans* représente un état transitoire dont les limites supérieures ne peuvent être fixées, puisque la parole n'apparaît que progressivement. L'enfant fabrique peu à peu son petit vocabulaire, qu'il impose d'abord aux autres, en attendant qu'on lui impose la langue de son pays. Négligeons provisoirement cette période de transition, pour n'étudier que la période muette ou des monosyllabes et des gestes.

Un problème posé à la fin du XVIIe siècle (peut-être avant) et qui a divisé les philosophes en deux camps, est de savoir si l'individu humain débute par des termes généraux ou particuliers. Plus tard, il a été posé de même pour l'espèce humaine, à propos de l'origine de la parole.

La thèse du particulier a été soutenue par Locke : « Les idées que les enfants se font des personnes avec qui ils conversent sont semblables aux personnes elles-mêmes et ne sont que particulières » et après lui par Condillac, A. Smith, D. Stewart et par la plupart des représentants de l'école dite sensualiste.

La thèse du général compte des auteurs dont l'autorité

n'est pas moindre, à commencer par Leibniz : « Les enfants et ceux qui savent mal la langue qu'ils veulent parler ou la matière dont ils parlent, se servent de termes généraux, comme chose, animal, plante, au lieu d'employer les termes propres qui leur manquent; et il est sûr que tous les noms propres ou individuels ont été originairement appellatifs ou généraux (1). »

La psychologie contemporaine ne peut pas accepter le problème sous cette forme. Elle est équivoque. Son tort capital est d'appliquer à l'état embryonnaire de l'intelligence et du langage des formules qui ne conviennent que pour l'adulte; à l'esprit en voie de formation, des catégories qui ne sont valables que pour un esprit formé. Un rapprochement avec la physiologie de l'embryon humain nous fera mieux comprendre. Avant trois mois, cet embryon a-t-il un nez, une bouche? est-il mâle ou femelle? etc. Ces demandes et d'autres analogues, ceux qui étudient le développement de la vie intra-utérine dans ses premières phases se gardent bien de les poser de cette manière ; parce qu'elles ne comportent pas de réponses nettes par oui ou par non. Ce qui est à l'état d'enveloppement et d'incessant devenir ne peut être assimilé que de loin à ce qui est développé et fixé.

La seule formule convenable est celle-ci : L'esprit va *de l'indéfini au défini*. Si l'on fait indéfini synonyme de général, alors on peut soutenir que ce n'est pas le particulier qui apparaît au début, mais ce n'est pas non plus le général, au sens exact du terme ; c'est le vague. En d'autres termes,

(1) *Nouveaux Essais*, III, 1.

dès que l'esprit dépasse le moment de la perception et de sa reproduction immédiate dans la mémoire, ce qui apparaît, c'est l'image générique, c'est-à-dire un état intermédiaire entre le particulier et le général, participant de la nature de l'un et de l'autre, — une simplification confuse.

On trouvera dans les ouvrages récents de psychologie infantile de nombreux exemples de ces abstractions et généralisations inférieures qui apparaissent très tôt (1). Il suffit d'en rappeler quelques-uns.

L'enfant de Preyer (âgé de trente et une semaines) s'intéressait exclusivement aux bouteilles, carafes et autres vases transparents dont le contenu était blanc ; il avait donc saisi une marque caractéristique d'une chose importante pour lui : le lait. Plus tard, il les désignait par le monosyllabe *môm*. Taine rapporte le cas analogue d'un enfant pour qui *mm*, puis *um*, puis *nim* signifiait d'abord le plaisir de voir sa bouillie, ensuite toute chose mangeable. Nous assistons à la genèse du signe : le son grossier accollé à un groupe d'objets, deviendra plus tard leur marque et plus tard un instrument de substitution. Sigismond ayant montré à son fils, âgé de moins d'un an et incapable de prononcer un mot, un coq de bruyère empaillé en disant « oiseau », l'enfant regarda aussitôt de l'autre côté de la chambre où se trouvait une chouette également empaillée. Un autre, après avoir écouté de son oreille droite, puis de son oreille gauche, le tic-tac d'une montre, tendit joyeusement le bras vers la pendule placée sur la cheminée (image générique auditive, non vocale).

(1) Consulter particulièrement : Taine, *l'Intelligence*, liv. Ier, ch. II, § 2 et note 1 du t. Ier. — Preyer, *Die Seele des Kindes*, ch. XVI.

Sans multiplier des exemples que tout le monde connaît et qui démontrent péremptoirement l'existence de l'abstraction (dissociation partielle) et de la généralisation avant la parole, considérons plutôt la nature hétérogène de ces images génériques, résultat de leur mode de formation. Elles se constituent, en effet, d'une manière arbitraire, accidentelle ; parce qu'elles dépendent, d'une part, de l'appréhension de ressemblances grossières; d'autre part et surtout, de causes subjectives, de dispositions émotionnelles, d'intérêt pratique. Rarement, elles ont pour base des qualités essentielles.

Stuart Mill prétend que la plupart des animaux doivent répartir toutes les choses en deux catégories : ce qui se mange, ce qui ne se mange pas. Quoi qu'on pense de cette assertion, nous serions probablement bien étonnés si nous pouvions pénétrer et saisir sur le vif certaines générations animales. Pour les enfants, nous pouvons faire mieux que supposer. Le fils de Preyer désignait par *ass*, interjection qu'il avait forgée ou imitée, d'abord sa chèvre en bois, montée sur roues et habillée de poil ; puis tout ce qui se déplace et se meut (la charrette, les animaux, sa propre sœur, etc.), et tout ce qui porte du poil. — La petite fille de Taine (douze mois), à qui on avait montré plusieurs fois une copie de Luini où est un enfant Jésus, en lui disant : Voilà le bébé; lorsque dans une autre chambre, on lui dit en parlant d'elle-même : Où est le bébé ? « elle se tourne vers les tableaux quels qu'ils soient, vers les gravures quelles qu'elles soient. Bébé signifie donc pour elle quelque chose de général : ce qu'il y a de commun pour elle entre tous ces tableaux, gravures de paysages et de figures, c'est-à-dire, si je ne me trompe, quelque chose de bariolé dans un cadre luisant. » — Darwin a communiqué à Romanes l'observation suivante sur l'un de ses petits-fils : « L'enfant commençant à parler appela les canards, *couac*, puis par une association spéciale, il appela aussi l'eau *couac*. Il employa ensuite ce terme pour désigner tous les oiseaux et insectes d'une part, toutes les substances liquides d'autre part. Enfin par une appréciation encore plus délicate de la ressemblance, il désignait par *couac* toutes les monnaies, parce qu'il avait vu une fois un aigle figuré sur un décime français (1). » Il y a dans ce cas, sur lequel nous reviendrons, un mélange singulier d'opérations intellectuelles : la création d'un mot par onomatopée (ressemblance), une association par contiguïté, des associations par ressemblance, enfin une extension démesurée de l'analogie.

On pourrait multiplier les observations. Elles ne feraient que confirmer cette remarque : que l'image générique varie de l'un à l'autre, parce que la condensation des ressemblances qui la constituent dépend souvent d'une impression momentanée, des conditions les plus imprévues.

Le développement de la *numération* chez l'enfant nous force à sortir quelque peu de la période prélinguistique ; mais il est préférable d'en parler en ce moment. D'abord, il faut bien distinguer ici entre ce qui est appris et ce qui est compris. L'enfant peut réciter une série de mots nu-

(1) Romanes, *Mental Evolution in Man*, p. 283.

mériques qu'on lui a fait apprendre; mais, tant qu'il ne peut appliquer correctement chaque terme de la série à un nombre d'objets correspondants, il ne comprend pas. Or cette compréhension n'est acquise que lentement et assez tard.

« L'enfant ne fait d'abord la distinction qu'entre l'objet simple et la pluralité. A l'âge de dix-huit mois, il distingue entre un, deux et plusieurs. A trois ans ou un peu avant, il connaît un, deux et quatre (2 fois 2). Ce n'est guère que plus tard qu'il compte la série régulière : un, deux, trois, quatre. Il s'arrête à ce point pendant longtemps. Aussi, est-ce seulement jusqu'à quatre que les brahmanes enseignent à compter à leurs élèves de la première classe; ils attendent la seconde classe pour faire compter jusqu'à vingt. Pour les enfants européens d'une intelligence moyenne, on observe qu'il faut l'âge de six à sept ans pour arriver jusqu'à dix et environ dix ans pour s'élever jusqu'à cent. L'enfant peut sans doute avant cet âge répéter une numération apprise par nous ; mais ce n'est pas en cela que consiste la connaissance du nombre; nous parlons de déterminer le nombre sur les objets (1). » B. Pérez déclare que ses observations personnelles ne lui ont fourni aucune indication contraire aux assertions de Houzeau. Un enfant de deux ans et demi, intelligent, savait compter jusqu'à 19, mais il n'avait pas une idée nette de la durée représentée par trois jours ; il fallait lui faire la traduction suivante : Non demain, mais demain et encore demain (2).

(1) Houzeau, *ouv. cité*, t. II, p. 202.

(2) B. Perez, *ouv. cité*, p. 219.

Ceci nous ramène à la question débattue plus haut de la prétendue numération des animaux. Preyer nous dit d'un de ses enfants « qu'il était impossible d'emporter une seule de ses neuf quilles sans qu'il s'en aperçut, et à dix-huit mois, il savait parfaitement bien s'il lui manquait un de ses dix animaux ou non. » Mais ce fait ne prouve nullement qu'il fut apte à compter jusqu'à neuf ou dix. Il est tout différent d'avoir la représentation de plusieurs objets, de constater qu'il y en a un qui est absent, qui n'est pas perçu et d'être capable de les compter numériquement. Si j'ai sur les rayons d'une bibliothèque plusieurs ouvrages parfaitement connus de moi, je peux voir que tel ou tel manque, sans rien savoir du nombre total des livres de ce rayon. C'est une juxtaposition d'images (visuelles ou tactiles) dans laquelle une lacune se produit.

Au reste, des expériences ingénieuses de Binet éclairent singulièrement cette question. Je résume leurs principaux résultats (1). Une petite fille de quatre ans ne sait ni lire ni compter; elle a appris seulement quelques noms de chiffres et elle les applique exactement à 1, 2 ou 3 objets ; au delà elle dénomme au hasard, par exemple 6 ou 12, indifféremment pour quatre objets. Si l'on dispose sur une table un groupe de 15 jetons et un autre groupe de 18 jetons de même grandeur, sans les disposer en tas, elle reconnaît rapidement le groupe le plus nombreux. On modifie les deux groupes, en augmentant tantôt à droite, tantôt à gauche, toujours de telle sorte que le rapport 14 à 18 reste le même. Sur six essais, la réponse est tou-

(1) Pour les détails, voir *Revue philosophique*, juillet 1890.

jours exacte. Avec le rapport 17 à 18, la réponse est juste huit fois, fausse une fois.— Mais, si l'on forme les groupes avec des jetons de diamètre inégaux, tout change. Les uns (verts) mesurent quatre centimètres, les autres (blancs) mesurent deux centimètres et demi. On met d'une part 18 jetons verts, d'autre part 14 jetons blancs. Erreur constante de l'enfant qui trouve le dernier groupe plus nombreux, et l'on peut même, sans qu'il change d'avis, diminuer progressivement le groupe de 14 jusqu'à 10. C'est à 9 seulement que le groupe des 18 jetons verts parut plus nombreux.

Ce fait ne peut s'expliquer qu'en admettant que l'enfant apprécie d'après l'*étendue*, non d'après le nombre, d'après la perception de la grandeur continue et non d'après celle de la grandeur discontinue : ce qui s'accorde avec d'autres expériences du même auteur montrant que, dans la comparaison des lignes, les enfants apprécient bien les différences de longueur. A ce stade intellectuel, la numération est donc très pauvre, renfermée dans des limites très étroites. Dès qu'on les dépasse, la distribution entre le moins et le plus repose non sur une numération réelle, mais sur une différence de masse sentie dans la conscience.

Le *raisonnement* avant la parole est, comme chez les animaux, pratique mais bien adapté à son but. Il n'est guère d'enfant observé avec quelque soin qui n'en donne des preuves. A dix-sept mois, le fils de Preyer qui ne proférait pas un seul mot, étant incapable d'atteindre un jouet placé trop haut pour lui dans une armoire, chercha à droite et à gauche, trouva une petite malle de voyage, la prit, monta dessus et s'empara de l'objet convoité. Si l'on attribuait cet acte à l'imitation (quoique Preyer ne le dise pas), il faudrait concéder que cette imitation est d'une nature particulière, nullement assimilable à la copie servile, à la répétition pure et simple, et qu'elle contient une part d'invention.

En analysant ce fait et ses analogues, qui sont nombreux, on constate l'identité foncière de ces inférences simples avec celles qui constituent le raisonnement spéculatif : elles sont de même nature. Prenons, en effet, à dessein, une définition savante comme celle de Boole, qui peut sembler d'abord bien peu adaptée ici : « Le raisonnement est l'élimination du moyen terme dans un système qui a trois termes » ; malgré son apparence théorique, elle est rigoureusement applicable aux cas qui nous occupent. Ainsi, dans l'esprit de l'enfant de Preyer, il y a un premier terme (désir du jouet), un dernier terme (la possession) ; tout le reste est procédé, échafaudage, moyen terme à éliminer. La marche de l'esprit est identique dans les deux cas — pratique et spéculatif — c'est une opération médiate qui se développe soit par une série d'actes chez les animaux et les enfants, soit par une série de concepts et de mots chez l'adulte.

SECTION III

LES SOURDS-MUETS

Dans notre étude sur le développement intellectuel avant la parole, les sourds-muets forment un groupe assez différent de ceux qui précèdent. Les animaux ne livrent pas tous leurs secrets et laissent une large part à la conjecture. Les enfants ne révèlent qu'un état transitoire, un moment dans l'évolution totale. Les sourds-muets (du moins ceux qui nous occupent) sont des adultes, comparables comme tels aux autres hommes, semblables à eux, sauf par l'absence de la parole et ce qui en résulte : ils ont atteint un état intellectuel stable. De plus, ceux qui sont instruits sur le tard, qui apprennent une langue de signes analytiques, c'est-à-dire à parler avec leurs doigts ou à émettre les sons qu'ils lisent sur les lèvres des autres, ceux-là peuvent révéler leur état mental antérieur ; il y a une comparaison possible du même homme avec lui-même, avant et après l'acquisition d'un instrument d'analyse. La psychologie subjective et la psychologie objective concourent à nous éclairer.

Leur niveau intellectuel est fort bas (nous y reviendrons plus loin) ; mais on l'a encore exagéré, surtout au dernier siècle, en vertu du prétendu axiome : que l'on ne peut penser sans mots. Il n'y a nul besoin de discuter cet antique aphorisme qui, sous sa forme rigoureuse, ne compte plus, je pense, de défenseurs marquants (1). Penser étant synonyme de comparer, abstraire, généraliser, juger, raisonner, c'est-à-dire dépasser à un degré quelconque la vie purement sensorielle et affective, la question véritable n'est pas : Pense-t-on sans mots ? mais : Dans quelle mesure peut-on penser sans mots ? En d'autres termes, il s'agit de fixer la limite supérieure de la logique des images ; car il est évident qu'elle atteint son apogée chez les sourds-

(1) Il faut excepter cependant Max Müller, qui, dans tous ses ouvrages, y compris le dernier (*Three Lectures*, etc., cité plus haut), n'a pas fait la moindre concession sur ce point. Il soutient même qu'une société de sourds-muets ne s'élèverait guère au-dessus du niveau intellectuel d'un chimpanzé : « A man born dumb, notwithstanding his great cerebral mass « and his inheritance of strong intellectual instincts, would be capable of « few higher intellectual manifestations than an orang or a chimpanzee, if « he were confined to the society of dumb associates » (p. 92). Cette thèse lui a valu les critiques de treize correspondants, parmi lesquels Romanes, Galton, le duc d'Argyll, etc. ; mais il fait face à tous les assauts et réplique à tous sans démordre. Il faut avouer que les raisons invoquées par ses correspondants sont de valeur très inégale. Les unes sont probantes, les autres peu. Le duc d'Argyll dit excellemment que « le mot est nécessaire au *progrès* de la pensée, non à l'*acte* de la pensée » ; Ebbels (p. 13, appendice) montre bien que M. Müller rétrécit illégitimement la question, en excluant tous les processus antérieurs à la formation des concepts ; que nous pouvons penser par images ; que le passage d'une forme à l'autre est imperceptible et que la faculté d'abstraction n'apparaît pas brusquement avec les signes. — En revanche, on ne peut admettre comme démonstratifs des faits invoqués par d'autres correspondants, par exemple les joueurs d'échecs qui combinent et calculent à l'aide des seules images visuelles ; la réponse à une lettre, entrevue d'abord comme plan général avant d'être développée en mots, etc., etc. On oublie que les gens capables de ces opérations, ayant un long usage de l'analyse par la parole, ont acquis de ce fait un haut développement intellectuel. Ainsi, dans l'ordre physique, le gymnaste exercé, même lorsqu'il n'exécute aucune prouesse, possède une souplesse, une agilité de corps, qu'il doit à l'exercice et qui se traduit dans tous ses mouvements.

muets adultes. Encore faut-il remarquer que, même dans ce cas, la pensée sans mots ne donne pas sa pleine mesure ; le sourd-muet qu'on laisse sans culture et qui vit avec des hommes usant de la parole est dans une situation moins avantageuse que s'il formait une société avec ses congénères. Gérando remarquait, — et d'autres l'ont fait depuis, — que les sourds-muets à l'état natif, mis en présence les uns des autres, se comprennent facilement. Il a dénombré une longue série de notions qu'ils manifestent par leur mimique et leurs gestes, et beaucoup de ces expressions sont identiques dans tous les pays.

« Les enfants d'environ sept ans qui n'ont pas encore été éduqués, se servent d'une quantité étonnante de gestes et de mines très rapides pour communiquer entre eux. *Ils se comprennent naturellement avec beaucoup de facilité*... Nul ne leur enseigne les premiers signes, qui sont, en grande partie, des mouvements imitatifs non altérés. »

L'étude de ce langage spontané, naturel, est le seul procédé qui nous permette de pénétrer dans leur psychologie et de déterminer leur mode de penser. Ce langage, comme tout autre, comprend un vocabulaire et une syntaxe. Le vocabulaire se compose des gestes qui désignent les objets, les qualités, les actes ; ils correspondent à nos substantifs, adjectifs et verbes. La syntaxe consiste dans l'ordre successif de ces gestes et leur agencement régulier ; elle traduit le mouvement de la pensée et l'effort vers l'analyse.

I. **Vocabulaire.** — Gérando a recueilli environ cent cinquante signes, d'usage courant, créés par les sourds-muets vivant isolément ou avec leurs semblables (1). J'en donne quelques-uns comme exemples :

Enfant. Le signe de petit, ou d'allaiter, ou de porter, ou de bercer.

Bœuf. Simuler ses cornes ou sa démarche pesante ou ses mâchoires qui ruminent.

Chien. Le mouvement de la tête, quand il aboie.

Cheval. Figurer la mobilité de ses oreilles ou deux doigts à cheval sur un autre, etc.

Oiseau. Figurer son bec avec deux doigts de la main gauche et de l'autre lui donner la becquée, ou bien simuler son vol.

Pain. Signe d'avoir faim, de couper et de porter à sa bouche.

Eau. Montrer la salive, imiter un rameur ou un homme qui pompe ; joindre toujours le signe de boire.

Lettre (missive). Gestes d'écrire et de cacheter, ou de décacheter et de lire.

Le singe, le coq, les divers métiers (menuisier, cordonnier, etc.), sont désignés par des gestes imitatifs. Pour dormir, être malade, bien portant, etc., ils emploient la mimique appropriée.

Pour interroger : exprimer deux propositions contradictoires et regarder d'un air indécis la personne à qui on

(1) *De l'Education des sourds-muets*, 2 vol., 1827. — Malgré sa date un peu ancienne, le livre n'a rien perdu de son intérêt sur ce point particulier. Il faut remarquer aussi que les institutions de sourds-muets sont bien plus nombreuses actuellement qu'au commencement du siècle et que les enfants y sont placés très tôt. Autrefois, ils étaient abandonnés à eux-mêmes ou instruits fort tard ; en raison de leur âge, ils offraient une meilleure matière pour l'étude de leur développement.

s'adresse. Ceci est plutôt un cas de syntaxe que de vocabulaire; mais j'indique encore quelques signes pour des notions plus abstraites que celles qui précèdent.

Grand. Élever la main et regarder en haut.

Petit. Les gestes contraires.

Mauvais. Simuler la dégustation et faire la grimace.

Nombre. L'indiquer à l'aide de leurs doigts : *en grand nombre*, ouvrir rapidement les mains à plusieurs reprises.

Acheter. Simulacre de compter la monnaie, de donner d'une main et de prendre de l'autre.

Perdre. Feindre de laisser tomber un objet et le chercher vainement.

Oublier. Passer rapidement la main sur son front avec un haussement d'épaules.

Aimer. Tenir la main sur son cœur (geste universel).

Haïr. Même geste avec le signe de la négation.

Passé. Jeter la main par-dessus l'épaule à plusieurs reprises (geste universel).

Futur. Indiquer de la main un objet éloigné, faire plusieurs fois le simulacre de se mettre au lit et de se relever.

Le lecteur n'a pas besoin de beaucoup de réflexion pour voir que tous ces signes, en même temps qu'ils sont des imitations, *sont aussi des abstractions.* Parmi les divers caractères d'un objet, le sourd-muet en choisit un qu'il simule par un geste et qui représente l'objet total. En cela, il procède exactement comme l'homme qui parle. La différence est qu'il fixe l'extrait par une attitude du corps au lieu de le fixer par un mot. L'Aryen primitif, qui dénommait le cheval, le soleil, la lune, etc., le rapide, le brillant, le mesureur [des mois] n'agissait pas autrement; pour lui aussi, un caractère choisi représentait l'objet total. Il y a identité foncière dans les deux cas ; et cela justifie ce qui a été dit plus haut : l'abstraction est une opération *nécessaire* de l'esprit, au moins chez l'homme ; il doit abstraire, parce qu'il doit simplifier.

L'infériorité de ces signes imitatifs consiste en ce qu'ils sont souvent vagues et prêtent au contre-sens ; de plus, comme ils ne se détachent jamais complètement de l'objet ou de l'acte qu'ils figurent et ne peuvent atteindre l'indépendance du mot, ils restent un instrument très imparfait de substitution.

II. **Syntaxe.** — Le seul fait de l'existence d'une syntaxe dans le langage des sourds-muets, prouve qu'il y a chez eux un commencement d'analyse, c'est-à-dire que la pensée ne reste pas à l'état d'enveloppement. Elle a été bien étudiée par plusieurs auteurs : Dr Scott, Tylor, Romanes (1) qui lui assignent les caractères suivants :

1° C'est une syntaxe de position. Il n'y a pas de « parties du discours », c'est-à-dire de termes ayant une fonction linguistique fixe : substantif, adjectif, verbe, etc. Les termes (les gestes) empruntent leur valeur grammaticale à la place qu'ils occupent dans la série, et les rapports entre les termes ne sont pas exprimés.

2° Un principe fondamental est que les signes sont disposés dans l'ordre de leur importance relative ; tout superflu est omis.

3° Le sujet vient avant l'attribut, l'objet (le complément) avant l'action et, le plus souvent, le modifié avant le modifiant.

(1) TYLOR, *Early History of Mankind*, p. 80. — ROMANES, *Mental Evolution in Man*, ch. VI.

Quelques exemples feront mieux comprendre les procédés ordinaires de cette syntaxe. Pour exprimer cette proposition : Après avoir couru, je me suis endormi ; l'ordre des gestes sera : courir, moi, fini, dormir. — Mon père m'a donné une pomme = pomme, père, moi, donner. — L'état actif se distingue du passif par la position : J'ai frappé Thomas avec un bâton = Moi, Thomas, frapper, bâton. J'ai été frappé par Thomas avec un bâton = Thomas, moi, frapper, bâton. — L'abbé Sicard, ayant demandé à un sourd-muet : Qui créa Dieu ? obtint cette réponse : Dieu créa rien. Quoique n'ayant pas de doute sur le sens de cette inversion, il demanda à titre de contrôle : Qui fait les souliers ? Réponse : Souliers fait cordonnier.

Le caractère sec et nu de cette syntaxe est évident ; les termes sont juxtaposés sans rapports ; elle n'exprime que le strict nécessaire ; elle est le décalque d'une pensée fruste et sans nuance. Puisque nous essayons de fixer, avec son aide, un niveau intellectuel, il n'est pas sans intérêt de la rapprocher d'une syntaxe fréquente chez les faibles d'esprits. « Ceux-ci ne déclinent, et ne conjuguent plus ; ils se servent d'un substantif vague, de l'infinitif seul ou du participe passé ; ils omettent les articles, les conjonctions, les verbes auxiliaires, ils rejettent les prépositions, emploient des noms au lieu de pronoms ; ils se désignent eux-mêmes par « père », « mère », « Charles », ou les autres par des substantifs indéterminés, tels que : homme, femme, sœur, docteur, etc. ; ils intervertissent l'ordre régulier des substantifs et des adjectifs (1) ». Bien qu'il

(1) KUSSMAUL, *Die Stærungen der Sprache*, ch. XXX.

s'agisse ici d'une régression mentale, qui n'est pas rigoureusement comparable au cas d'un esprit sain mais peu développé, la ressemblance extrême des deux syntaxes et surtout l'absence de toute expression de rapports méritait d'être signalée, parce qu'elles ne peuvent résulter d'une coïncidence toute fortuite. Elles sont la marque d'une infériorité intellectuelle et d'une discontinuité relative dans la pensée.

Il y a peu de chose à dire de la *numération* des sourds-muets. Non dressés, ils peuvent compter jusqu'à dix à l'aide de leur doigts, comme beaucoup de peuples primitifs. Au delà (d'après Sicard et Gérando) ils se servent d'entailles faites sur un morceau de bois ou de quelque autre marque visible.

En somme, leur faiblesse mentale, reconnue dès l'antiquité par Aristote, par la loi romaine qui les dépossédait d'une partie de leurs droits civils, plus tard par beaucoup de philosophes qui leur refusent jusqu'à la mémoire, vient de leur inaptitude à dépasser les formes inférieures de l'abstraction et des opérations connexes. Pour les événements de la vie ordinaire, dans le domaine du concret (en tenant compte, ce qu'on ne fait pas toujours, des variétés individuelles, car les uns naissent intelligents et d'autres stupides) les sourds-muets peuvent assez bien saisir la liaison pratique des choses complexes et la comprendre (1). Mais le monde des concepts supérieurs, moraux, reli-

(1) Comme preuve à l'appui, voir l'histoire rapportée par KUSSMAUL (*ouv. cit.* ch. VII) : Un jeune sourd-muet est recueilli par la police de Prague comme vagabond. Placé dans une institution où on l'interrogea suivant les

gieux, cosmologiques, métaphysiques, leur reste fermé. Sur ce point, les observations abondent, quoiqu'elles révèlent, je le répète encore, de très grandes différences individuelles.

Ainsi un sourd-muet, à qui son entourage avait essayé d'inculquer quelques idées religieuses, croyait, avant d'être instruit, que la Bible était un livre qui avait été imprimé dans le ciel par des ouvriers d'une force herculéenne. C'est la seule interprétation qu'il fit des gestes de ses parents qui essayaient de lui faire comprendre que la Bible contient une révélation, venant d'un Dieu tout-puissant qui est dans le ciel (1). — Un autre que l'on conduisait régulièrement le dimanche au service divin et qui montrait une piété exemplaire, ne voyait dans cette cérémonie qu'un acte d'obéissance due au clergé. On a rapporté beaucoup d'autres cas de ce genre.

Au contraire, d'autres font effort pour s'interroger sur la nature des choses et la pénétrer. W. James a publié (2) l'autobiographie de deux sourds-muets devenus professeurs, l'un à l'asile de Washington, l'autre en Californie.

L'intérêt principal de l'une est dans l'apparition spontanée du sens moral. A la suite de petits vols de monnaie dans le comptoir d'un marchand, il dérobe par hasard,

procédés convenables, il fit savoir : que son père avait un moulin dont il décrivit exactement la maison et les environs ; que, sa mère et sa sœur étant mortes, son père se remaria, que sa belle-mère le maltraitait et qu'il combina une évasion qui réussit. Il indiqua la direction du moulin, à l'est de Prague. On fit des recherches, et toutes ses assertions se vérifièrent.

(1) ROMANES, *Mental Evolution*, etc., p. 150.

(2) W. JAMES, *Psychology*, I, 266, pour la première observation ; *Philosophical Review*, vol. I, n° 6, p. 613 et suiv., pour la seconde.

une pièce d'or. Quoiqu'il n'en connût pas la valeur, il fut pris de scrupules, il sentit « que ce n'était pas pour un pauvre comme lui et qu'il avait volé *trop* ». Il s'en débarrassa comme il put, pour ne jamais recommencer.

L'autre autobiographie, dont j'extrais quelques courts passages, peut être prise comme type du sourd-muet intelligent et chercheur. Il ne fut placé dans une institution qu'à l'âge de onze ans. Durant son enfance, il accompagnait son père dans ses longues courses, et sa curiosité s'éveillait sur l'origine des choses : des animaux et végétaux, de la terre, du soleil, de la lune, des étoiles (vers huit ou neuf ans). Il commença à comprendre (dès cinq ans) comment les enfants descendaient des parents et comment les animaux se propageaient, Peut-être telle fut l'origine de cette question qu'il se posait : d'où viennent le premier homme, le premier animal, la première plante, etc. ? Il supposa d'abord que le premier homme était né d'un vieux tronc d'arbre, puis il rejeta cette hypothèse comme absurde; puis il chercha en diverses voies sans trouver. Il respectait le soleil et la lune, croyait qu'ils rentraient sous la terre à l'ouest et la traversaient le long d'un grand tuyau pour reparaître à l'est, etc. Un jour, entendant de violents coups de tonnerre, il interrogea son frère qui lui montra le ciel, en simulant le zigzag de l'éclair avec son doigt; il en conclut à l'existence d'un géant céleste dont le tonnerre était la voix.

Si puériles qu'elles soient, ces conceptions cosmogoniques et théologiques sont-elles inférieures à celles des aborigènes de l'Océanie et des régions sauvages de l'Amérique du Sud, qui, pourtant, ont un idiome vocal, une langue rudimentaire ?

En résumé, ce qui domine chez les mieux doués, c'est l'imagination créatrice : elle est le point culminant de leur développement intellectuel. Leur curiosité primitive ne paraît pas inférieure à celle de la moyenne des hommes ; mais, ne pouvant dépasser la représentation par images, ils manquent d'un instrument qui permette la marche progressive de l'esprit.

SECTION IV

LES GESTES ANALYTIQUES

La question des signes est si étroitement liée à notre sujet — l'évolution des idées générales — qu'avant d'arriver à la parole, il convient d'insister sur ce langage des gestes, qui en est un succédané imparfait, comme instrument d'analyse.

Saint-Georges Mivart (*Lessons from Nature*) donne comme une classification complète de toutes les espèces de signes, en omettant la catégorie des signes écrits, celle qui suit :

1° Sons ni articulés ni rationnels. Exemple : les cris de douleur ;

2° Sons articulés, mais non rationnels : le bavardage des perroquets et de certains idiots qui répètent ce qu'ils entendent, sans le comprendre ;

3° Sons rationnels, mais non articulés : ceux par lesquels nous exprimons l'assentiment ou le dissentiment pour une proposition donnée ;

4° Sons rationnels et articulés : la parole ;

5° Gestes qui ne répondent pas à des concepts, mais expriment les sentiments et émotions ;

6° Gestes qui répondent à des conceptions rationnelles et sont des manifestations extérieures, mais non vocales, du *verbum mentale*.

Ce dernier groupe, qui seul nous occupe en ce moment, serait, à mon avis, convenablement désigné par le terme de *gestes analytiques*, en opposition aux gestes synthétiques qui manifestent les divers modes de la vie affective et constituent ce qu'on appelle l'expression des émotions.

Ce langage de gestes, intellectuel et non émotionnel, qui traduit des idées, non des sentiments, est plus répandu qu'on ne le croit chez les peuples primitifs. Il a été observé en des régions très distinctes de notre globe : chez les indigènes du nord et du sud de l'Amérique, chez les Boschimans, etc. Il est un moyen de communication entre des tribus qui ne parlent pas la même langue ; souvent même il est un auxiliaire indispensable pour ces idiomes indigents. Le travail le plus considérable qui existe sur ce sujet est dû au colonel américain Mallery, qui, avec une patience infatigable, a recueilli et interprété les gestes en usage chez les Indiens de l'Amérique du Nord (1). Cet ouvrage seul peut révéler la variété de ce langage qui, à la vérité, ne sort guère des choses pratiques : description de pays parcourus, renseignements pour les voyageurs, directions à suivre, distances, temps nécessaire pour les étapes, mœurs, habitudes et dispositions des tribus. J'en donne un exemple court, emprunté à un autre auteur :

« Rencontrant un Indien, je désirais lui demander s'il avait vu six voitures traînées par des bœufs et accompa-

(1) *Sign-Language among the North American Indian ;* 1881. Publié dans le *Report of the Bureau of Ethnology* de Washington. — Consulter aussi : TYLOR, *ouv. cité ;* ROMANES, *ouv. cité*, ch. VI ; LUBBOCK, *The Origin of Civilisation*, ch. VI ; KLEINPAUL, *Zeitschrift für Vœlkerpsych.*, t. VI, 353.

gnées de six conducteurs, dont trois Mexicains et trois Américains, et d'un homme à cheval.

« Je fais les signes suivants : j'indique d'abord la personne pour dire « vous ». Puis j'indique les yeux pour exprimer « voir ». J'étends les cinq doigts de la main droite et l'index de la main gauche signifiant « six ». Je forme deux cercles en réunissant les extrémités de mes deux pouces et de mes deux index; puis, étendant mes deux mains en avant, j'imprime à mes poignets un mouvement qui indique des roues qui tournent : cela signifie « voiture ». Un signe de la main à chaque côté de la tête simule des cornes, par conséquent des « bœufs ». Je lève trois doigts et, plaçant la main droite à ma lèvre inférieure, je l'abaisse graduellement jusqu'à la poitrine pour signifier la barbe ou les « Mexicains ». Levant de nouveau trois doigts, je passe ma main de droite à gauche sur mon front, indiquant ainsi une face pâle ou des « hommes blancs ». Enfin je lève un doigt pour dire un seul homme ; puis, plaçant l'index de la main gauche entre l'index et le médium droit pour simuler un homme à cheval, j'imprime à mes mains un mouvement de galop. De cette façon, je dis à l'Indien : « Vous, voir six voitures, bœufs, trois Mexicains, trois Américains, un homme à cheval? » Il ne faut guère plus de temps pour ces signes que pour faire la question verbalement (1). »

Le langage des gestes, dit Tylor, est en substance le même sur toute la surface du globe, et cette assertion est confirmée par tous ceux qui l'ont pratiqué et étudié. Sa

(1) FISHER, ap. Lubbock, *loc. cit.*

syntaxe étant semblable à celle des sourds-muets, il est inutile d'y revenir. La parabole de l'Enfant prodigue a été traduite par Mallery en gestes analytiques ; puis, de cette langue, traduite derechef dans la langue parlée. « Autrefois un homme avait deux fils = Autrefois, homme un, fils deux, etc., etc. » La comparaison des deux textes est instructive : dans l'un, la pensée se déploie dans son mouvement d'analyse complète avec rapports et nuances ; dans l'autre, elle ressemble à un alignement de blocs mal équarris et juxtaposés sans ciment.

En raison de ce qui précède, on ne s'étonnera pas de rencontrer une grande analogie ou même une identité entre le langage des sourds-muets et les gestes analytiques des peuples primitifs. Déjà, au commencement de ce siècle, elle avait été constatée par Akerly à l'Institution de New-York. Gérando en a donné un assez grand nombre d'exemples (1), en faisant remarquer que les « gestes de réduction », c'est-à-dire abrégés, sont assez souvent identiques dans les deux cas. Mallery a mis en présence des Indiens de l'Utah et un sourd-muet qui leur a fait le long récit d'une aventure de vol, suivi d'un dialogue : ils se sont parfaitement compris.

Le langage des gestes analytiques est donc un substitut du langage parlé, et ceci nous conduit à une question qui, bien que purement spéculative, mérite de nous arrêter un instant.

A une époque où il était admis, à peu près sans contes-

(1) GÉRANDO, *ouv. cité*, t. II, note K, p. 203. — Parmi les gestes identiques sous leur double forme complète et réduite, je note : pierre, eau, large, grand, voir, achevé, homme, maison, bon, joli, maintenant, etc.

tation, que l'homme ne peut penser qu'à l'aide des mots, Dugald Stewart (1) osait écrire : « Si les hommes avaient été privés des organes de la voix ou du sens de l'ouïe, il n'y a pas de doute qu'ils auraient songé à exprimer, par le moyen d'un alphabet de signes visibles toutes leurs idées et tous leurs sentiments. » Cette assertion n'est pas une témérité ; nous venons d'en voir les preuves. Mais ce langage-pantomime était-il susceptible de progrès ?

On ne peut guère douter que, si l'humanité, avec la constitution cérébrale qui lui est propre, avait été néanmoins incapable de parler, la langue des gestes analytiques par l'initiative de quelques inventeurs, sous la pression du besoin, par l'influence de la coopération et de la vie en commun, serait sortie de la phase imparfaite où elle est restée, et on ne peut dire ce qu'elle serait devenue par l'effort accumulé des siècles. La parole, elle aussi, a traversé une période embryonnaire, et le langage oral s'est développé lentement, péniblement. Toutefois, il est exagéré de dire « que c'est presque un hasard que le langage phonétique ait pris une importance si extraordinaire, et qu'il n'est pas douteux que le langage mimique, s'il avait été façonné pendant des temps séculaires par les rapports sociaux, serait à peine inférieur à la parole en force, facilité, variété (2). » En fait, l'homme, à l'origine, avait les deux langues à sa disposition ; il usait de l'une et de l'autre concurremment, simultanément. Elles s'entr'aidaient dans le développement d'une pensée encore chaotique et vacil-

(1) *Philosophie de l'esprit humain*, t. III, ch. I, section 2.

(2) Kleinpaul, *loc. cit.*

lante. En fait aussi, la parole a prévalu; la langue des gestes n'est restée que comme survivance ou suppléance. Ceci n'est pas fortuit; la parole a vaincu parce qu'elle valait mieux.

D'abord pour des raisons *pratiques;* et c'est le facteur capital, puisqu'il s'agit avant tout de communiquer avec les autres hommes. Le langage des gestes, outre qu'il monopolise les mains et les empêche de vaquer à un autre travail, a le grand désavantage de ne pas porter loin et d'être impossible dans l'obscurité. Ajoutons les raisons indiquées plus haut : son caractère vague et (en ce qui touche l'abstraction), sa nature imitative qui ne lui permet pas de s'affranchir du concret, de s'en détacher complètement, de traduire ce qui n'est pas représentable. Remarquons pourtant que l'invention des signes « réduits » semble un passage de l'imitation pure au symbolisme, un premier pas dans la voie de l'affranchissement.

La parole, au contraire, se transmet au loin et brave les ténèbres. Elle dépend de l'oreille, organe dont les sensations sont infiniment nombreuses et nuancées et, dans l'expression la plus fine des sentiments et des idées, elle participe à sa richesse. Elle est susceptible d'une variété, d'une délicatesse, d'une complexité extrêmes de mouvements dans un petit espace, avec très peu d'effort. Je ne fais valoir, pour le moment, que les raisons physiologiques. Cependant elles suffisent à montrer que son triomphe n'a pas été un hasard, mais un cas de la suprématie naturelle du plus apte (1).

(1) On peut remarquer que l'écriture, idéographique, à l'origine, a été un procédé d'analyse tout à fait analogue au langage des gestes. Comme lui,

En terminant, il est inutile de rien ajouter sur les images génériques et sur la logique des images. Leur rôle considérable chez les enfants et les sourds-muets témoigne de leur extension et de leur importance comme formes inférieures de l'abstraction, mais sans rien changer à leur nature essentielle qui a été déterminée précédemment.

1° elle isole les termes ; 2° elle les dispose dans un certain ordre ; 3° elle traduit la pensée sous une forme grossière et assez vague. On en trouvera de curieux exemples dans le livre de Max Müller : *Chips from a german Workshop*, XIV. Ainsi les indigènes des îles Carolines envoyèrent à un capitaine espagnol une lettre ainsi conçue. En haut, un homme les bras étendus, signe de salut. Au-dessous, à gauche, les objets qu'ils offrent : cinq gros coquillages, sept petits, trois autres de formes différentes. A droite et en face, le dessin des objets qu'ils demandent en échange : trois gros hameçons, quatre petits, deux haches et deux morceaux de fer.

CHAPITRE II

LA PAROLE

Avant de nous occuper des abstraits fixés et exprimés par un mot, soit que le mot se double d'une représentation actuelle ou possible, soit qu'il existe seul dans la conscience, à titre de substitut complet, il est nécessaire d'étudier l'origine et surtout l'évolution de ce nouveau facteur. Quoique beaucoup de linguistes s'abstiennent résolument de toutes considérations sur l'origine de la parole et qu'elle échappe, comme tout ce qui tient aux origines, à la compétence de la psychologie, cette question est tellement liée à celle de l'évolution du langage articulé, liée elle-même au développement progressif de l'abstraction et de la généralisation, qu'il serait excessif de ne pas exposer sommairement les principales hypothèses sur ce sujet, en nous limitant du moins aux plus récentes.

I

Commençons donc par une excursion dans ce domaine des conjectures. Tout d'abord, existe-t-il chez quelques animaux des signes, des moyens de communication qui soient pour eux les équivalents d'un langage? Pour examiner ce point, il importe peu que l'on accepte ou non la thèse évolutionniste. On ne doit pas oublier, en effet, que le problème de l'origine de la parole n'est qu'un cas particulier de l'origine du langage en général ; la parole n'étant qu'une espèce, entre plusieurs autres, de la *facultas signatrix* qui ne peut se manifester chez les animaux que sous sa forme la plus humble.

Que la douleur, la joie, l'amour, l'impatience et d'autres états émotionnels se traduisent par des signes propres et faciles à constater, cela ne fait aucun doute; mais notre problème est tout autre; il s'agit des signes de la vie *intellectuelle*, non de la vie affective : en d'autres termes, quelques animaux peuvent-ils transmettre à leurs semblables un avertissement, un ordre, les requérir pour un acte coopératif et se faire comprendre ? Quoique l'interprétation reste nécessairement exposée au soupçon d'anthropomorphisme, il est difficile de ne pas reconnaître une sorte de langage dans certains actes de la vie animale. A priori est-il vraisemblable que les animaux, qui forment des sociétés stables et bien organisées, soient dénués de tout moyen de communiquer entre eux et de se comprendre ?

Pour les fourmis, des observateurs, tels Kirby et Spencer, Burmeister, Huber, Franklin, affirment qu'elles usent d'un système de signes. Afin d'élucider ce point, Lubbock a institué de nombreuses et patientes expériences dont j'indique quelques-unes (1). Il pique à l'aide d'une épingle une mouche morte de manière qu'une fourmi ne puisse l'emporter. Celle qui s'y attaqua la première fit de vains efforts pour la détacher; elle alla à la fourmilière en

(1) *Ants, Bees and Wasps*, ch. VII. — ROMANES, *Animal Intelligence*, IV.

chercher sept autres pour l'aider ; mais elle les devança imprudemment. Celles-ci, « qui paraissaient à moitié éveillées », perdirent la trace et tâtonnèrent pendant vingt minutes. La première retourna au nid et revint avec un contingent de huit qui, dès qu'elles furent éloignées de leur guide, revinrent en arrière. Pendant ce temps la bande des sept (quelques-unes du moins) découvrit la mouche qui fut dépecée en commun et emportée au nid. Cette expérience répétée plusieurs fois, avec diverses espèces, donna toujours le même résultat. Lubbock en conclut que les fourmis peuvent communiquer leurs découvertes, mais sans pouvoir indiquer le lieu. — Dans une autre expérience, il dispose à trente pouces d'une fourmilière trois verres : l'un contient 3 ou 4 larves, l'autre 300 à 600, l'autre est vide ; il les relie au nid par trois rubans parallèles et met une fourmi dans chacun des verres à larves. Chacune retourna au nid emportant sa larve, puis revint et ainsi de suite. (Après chaque voyage dans le verre à 4 larves, Lubbock remplaçait celle qui venait d'être enlevée ; quant aux fourmis qui se succédaient, elles étaient mises à part au fur et à mesure, pendant toute la durée de l'expérience). Les verres recevraient-ils le même nombre de visites ? Sinon, lequel des deux verres pleins serait recherché le plus souvent par les nouveaux relais ? Une différence dans le nombre des visites semblerait plaider en faveur « d'une recommandation » de la part des premières venues. Furent mises en réquisition : pour le verre plein, 257 fourmis en quarante sept heures et demie ; pour le verre des 3 à 4 larves, 80 seulement pendant cinquante-trois heures ; pour le verre vide, aucune visite.

La communication, pour les abeilles comme pour les fourmis, paraît se faire par le frottement des antennes. Si, dans une ruche, on enlève la reine, bientôt quelques abeilles s'en aperçoivent, s'agitent, parcourent fiévreusement leur rayon en touchant de leurs antennes croisées les compagnes qu'elles rencontrent et ainsi peu à peu la nouvelle se répand dans toute la communauté. — Les chasseurs d'abeilles en Amérique les découvrent en choisissant une clairière où ils s'emparent de quelques abeilles errantes qu'ils gorgent de miel et relâchent quand elles sont repues ; celles-ci reviennent avec une nombreuse escorte; on procède de même, à l'égard des nouvelles venues, en observant la direction qu'elles suivent à leur départ, et on découvre le nid.

Pour les animaux supérieurs, malgré les exagérations de G. Leroy qui prétend que, lorsqu'ils chassent ensemble, s'attendent, se retrouvent, s'entr'aident, « ces opérations seraient impossibles sans des conventions dont le détail ne peut s'exercer qu'au moyen d'une langue articulée (*sic*), » la vérité est que nous savons très peu de chose. Il n'est pas douteux qu'en sus des sons qui traduisent leurs émotions, beaucoup ont d'autres manières de s'entendre. D'après les observations de Romanes (II, ch. XVI), « les chiens les plus intelligents ont la faculté de se communiquer, en aboyant d'un certain ton ou par un geste, des idées simples de la nature d'un « suis moi ! » Ce geste est toujours le même ; il consiste en un rapprochement des têtes avec contact, moitié par frottement, moitié par petits chocs et a toujours pour résultat un plan d'action déterminé, dont l'idée d'ailleurs n'est jamais complexe. — Dans les troupeaux de rennes, le « conducteur » fait un signe pour l'arrêt, un autre pour la mise en route et, avec ses cornes, frappe l'un après l'autre les retardataires. — On sait que les singes sont capables de produire des sons variés (le gibbon parcourt une octave complète) et que plusieurs espèces se réunissent pour une sorte de conversation. Malheureusement, malgré des recherches récentes, on n'a sur leur langage que des renseignements vagues ou suspects.

On sait enfin que certains oiseaux peuvent articuler et possèdent toutes les conditions matérielles de la parole ; ils sont même assez nombreux. Les perroquets font plus ; ils peuvent certainement appliquer des mots, des membres de phrase, des airs, à des personnes, des choses, des événements déterminés, sans varier dans l'application, qui est toujours la même (1). L'association par contiguïté suffit à exprimer ce fait : mais, si le plus souvent ils ne font pas un usage proprement intellectuel des sons articulés, il s'en trouve qui paraissent leur attribuer la valeur d'un *signe*. Romanes a observé lui-même un cas plus extraordinaire, car il implique une généralisation avec apposition d'un son. L'un de ses perroquets imite d'abord l'aboiement d'un terrier vivant dans la maison. Plus tard, cet aboiement devint un son dénotatif, le nom propre du terrier; car l'oiseau aboyait dès qu'il voyait le chien. Enfin, plus tard encore, il prit l'habitude d'aboyer quand un chien quelconque, connu ou non, entrait dans la maison ; mais il cessa de le faire pour le terrier. Tout en distin-

(1) Parmi les nombreuses observations sur ce sujet, l'une des plus instructives est celle du Dr Wilks, membre de la Société royale, publiée dans le *Journal of mental Science*, July, 1879.

guant les individus, il percevait donc leur ressemblance ; « le nom d'un chien individuel devint pour le perroquet le nom générique de tous les chiens (1). »

En définitive, le langage des animaux, — du moins ce que nous en connaissons, — témoigne d'un développement assez rudimentaire, nullement proportionné à celui de la logique des images et très inférieur à celui des gestes analytiques. Il n'aide guère, quoi qu'on en ait dit, à éclaircir le problème de l'origine de la parole.

Sur ce sujet qui pique la curiosité humaine depuis tant de siècles sans la lasser, je ne vois, élimination faite des hypothèses anciennes ou abandonnées, que deux théories actuelles qui aient quelque solidité : l'une admet un instinct, l'autre suppose une évolution lente.

I. — Il faut remarquer que, si les partisans de la première théorie paraissent, à l'origine, avoir admis franchement l'innéité, ce caractère fondamental de l'instinct, pour d'autres plus récents, la différence avec les évolutionnistes est assez difficile à déterminer.

Ainsi, on nous dit : la parole est un produit nécessaire auquel n'ont part ni la réflexion ni la volonté et qui dérive d'un instinct secret de l'homme (Heyse). Renan a soutenu une thèse analogue. Pour Max Müller, « l'homme naît parlant, comme il naît pensant » ; la parole marque le passage des intuitions (concrètes) aux idées ; il est un moment du développement de l'esprit ; il est créé sans conscience distincte du moyen et de la fin » ; au contraire, pour Stein-

(1) *Mental Evolution in Man*, p. 137.

thal : « le langage n'est ni une invention ni un produit inné ; l'homme le crée lui-même, mais ce n'est pas l'esprit réfléchi qui en est l'auteur. » A travers toutes ces formules et d'autres, quelque peu empreintes de mysticisme, on ne peut guère découvrir qu'une position de fait, analogue à celle qui constate qu'il est dans la nature de l'abeille de fabriquer des rayons et dans celle de l'araignée de tisser des toiles. Le dernier mot de l'énigme est dans une activité inconsciente et, directement ou par des détours, il faut bien en revenir à l'innéité.

Une théorie assez récente, celle de L. Noiré (1), se distingue des précédentes. Pour celles-ci, la parole est l'expression immédiate (inconsciente, il est vrai) de l'intelligence ; pour Noiré, au contraire, la parole est fille de la volonté : « Le langage est le résultat de l'*association*, de la communauté de sentiment, d'une activité sympathique qui, à l'origine, était accompagnée de sons... ; il est l'enfant de la *volonté* et non pas de la sensation. » La parole est sortie de la communauté d'action, de la collaboration des hommes primitifs, de la mise en commun de leurs activités. Quand nos muscles sont en action, nous sentons un soulagement à émettre des sons. Les hommes qui travaillent ensemble, les paysans qui bêchent ou battent le blé, les marins qui rament, les soldats qui marchent, émettent des articulations plus ou moins vibrantes, des bruits, exclamations, bourdonnements, chants, etc. Or ces sons offrent les caractères requis pour constituer le langage articulé ; ils sont communs à tous ; ils sont intelligibles, étant associés

(1) *Die Ursprung der Sprache* (1877). Fr. Müller a soutenu une thèse analogue.

par tous aux mêmes actes. Les éléments primitifs de toute langue, d'après Noiré, sont des actes. Le travail humain, tel est le contenu des racines primitives : couper, frapper, creuser, bêcher, tisser, ramer, etc. — Quoique Max Müller ait adhéré presque sans réserve à cette hypothèse, elle a encouru, comme toutes, bien des critiques sur lesquelles je n'insiste pas. Est-il vraisemblable, a-t-on dit, que les premières dénominations ont été pour les actes seuls, non pour des objets? Comment expliquer les synonymies et homonymies si fréquentes dans les langues primitives, etc. ?

II. — L'hypothèse d'une évolution progressive de la parole, émise dès l'antiquité, n'a pris une forme consistante que de nos jours, sous l'influence des doctrines transformistes. Œuvre des anthropologistes et des linguistes, surtout des premiers, elle s'appuie sur l'étude des idiomes inférieurs et sur la méthode comparative. Sa thèse fondamentale est que le langage articulé résulte d'une longue élaboration qui a exigé des siècles et dont on peut, avec quelque vraisemblance, reconstituer les étapes. Bien que tous les auteurs ne soient pas complètement d'accord, on peut dire pourtant qu'ils admettent en général trois périodes : le cri, la vocalisation, l'articulation.

Le cri est le fait primordial, le langage animal pur, simple expiration vocale, sans articulation. Il est ou bien réflexe, exprimant les besoins et les émotions ; ou bien, à un degré plus haut, intentionnel (appeler, avertir, menacer, etc.). On a dit que, si les animaux ne parlent pas, cela vient de l'imperfection de leur organe auditif (?) et de l'absence de liaison organique entre les images acoustiques et les mouvements musculaires qui produisent le son : mais la cause de leur aphasie doit être cherchée aussi et surtout dans leur faible développement cérébral ; et ceci s'applique à l'homme primitif. « A quel besoin les mots auraient-ils répondu, lorsque l'anthropoïde du Neanderthal ou de la Naulette, solitaire et nu, dans l'atmosphère épaisse, sur le sol marécageux, son caillou en main, vaquait de fourré en fourré, cherchant quelque plante ou baie comestible, ou la piste de femelles aussi sauvages que lui (1). » C'est l'intelligence qui crée ses instruments, la parole comme tout autre.

La vocalisation (émission des voyelles seules), ne contient pas encore les éléments essentiels de la parole. Beaucoup d'animaux la pratiquent : nos voyelles, brèves ou longues, même nos diphtongues, se laissent facilement reconnaître dans la voix de diverses espèces (chien, chat, cheval, oiseaux en grand nombre, etc.). Elle succède, chez l'enfant, à la période du cri simple ; et, comme on admet que le développement de l'individu permet de soupçonner celui de l'espèce ; que, de plus, beaucoup de langues primitives ou d'idiomes rudimentaires (comme tels, proches des origines), sont très riches en voyelles ; on en a conclu à l'existence d'une période plus ou moins longue, intermédiaire entre celles du cri et de l'articulation (cette thèse a des affinités étroites avec la théorie de Darwin, Spencer, etc., rejetée d'ailleurs par d'autres évolutionnistes) ; que la parole est dérivée du chant, le langage intellectuel du langage émotionnel ; en d'autres termes, que l'homme a

(1) A. Lefèvre, *les Races et les langues* (*Bibl. scient. intern.*), pp. 5 et 6.

chanté avant de parler. A l'appui, on allègue divers faits : 1° Dans les langues monosyllabiques, généralement considérées comme les plus anciennes de toutes, le rôle de l'accent est capital : la même syllabe, suivant le ton qui l'accompagne, prend les significations les plus dissemblables. Tel est le cas du chinois ; en Siamois *hă* = chercher ; *hâ* = peste ; *hà* = cinq. 2° D'autres langues où l'intonation n'a pas une si haute importance, se rapprochent pourtant du chant et, en raison de la pauvreté du vocabulaire et de la construction grammaticale, la modulation est nécessaire pour donner un sens complet aux mots et aux phrases. 3° Même dans nos langues totalement différenciées du chant, la voix ne procède pas uniment ; elle se modifie beaucoup suivant les circonstances. On sait que Helmholtz a montré que, pour des phrases aussi banales que : « J'ai été me promener » ; « As-tu été te promener ? » la voix descend d'une quarte pour l'affirmation et monte d'une quinte pour l'interrogation. H. Spencer a appelé l'attention sur plusieurs faits du même genre et tous d'ordre très vulgaire. 4° Mais, quand l'émotion agit, on sait combien le langage passionné se rapproche du chant ; la voix revient à sa forme originelle ; « elle doit, d'après Darwin, tendre à revêtir un caractère musical, en vertu du principe d'association. »

Quoi qu'il en soit de ces raisons, probantes pour les uns, douteuses pour les autres, la parole n'a trouvé sa condition d'existence qu'avec l'articulation, les consonnes étant l'élément ferme du discours. On a beaucoup disserté sur son origine. Romanes invoque la sélection naturelle : « La première articulation ne consistait probablement en rien de plus qu'en une interruption significative des sons vocaux, analogue au babil, au caquetage des singes, qui est le langage naturel pour l'expression de leurs états mentaux. » (*Ouv. cité*, 372). Toutefois, il importe de remarquer que la question, sous cette forme, n'a qu'un intérêt physiologique. La voix est aussi naturelle à l'homme que les mouvements des membres ; il y a seulement entre la voix simple et la voix articulée la même distance qu'entre les mouvements irréguliers des membres chez le nouveau-né et les mouvements bien coordonnés comme ceux de la marche. L'articulation n'est qu'une des formes de l'expression ; elle est si peu un fait humain qu'elle se rencontre, comme on le sait, chez beaucoup d'animaux. Le véritable problème *psychologique* est ailleurs : dans l'emploi des sons articulés comme *signes objectifs*, dans leur imposition à des objets auxquels nul rapport ou lien naturel ne les rattache.

Geiger, dans son livre, *der Ursprung der Sprache* (1878), a émis une hypothèse (soutenue aussi par d'autres), qui peut se résumer ainsi : Les mots ont été une imitation des mouvements de la bouche. Le sens prédominant chez l'homme est la vue ; il est avant tout un visuel. Antérieurement à l'acquisition de la parole, il communiquait avec ses semblables à l'aide des gestes et des mouvements de la bouche et de la face ; il s'adressait à leurs yeux. Ces « grimaces » de la bouche, complétées et éclaircies par les gestes, devenaient des signes pour les autres ; ils y appliquaient leur attention. Lors donc que les sons articulés ont apparu, ils se prêtaient à un langage plus ou moins conventionnel, en raison de leur importance acquise. A l'appui de cette hypothèse. on a fait valoir ce qui se passe chez les sourds-muets non éduqués. Ils inventent des sons articulés (qu'ils n'entendent pas naturellement) et s'en servent pour désigner certaines choses. Bien que beaucoup de ces mots paraissent créés arbitrairement (exemple : *ga* = un ; *ricke* = je ne veux pas, etc.), il y en a d'autres qui résultent de l'imitation par leur propre bouche des mouvements perçus sur la bouche des autres. Exemple : *mumm* = manger ; *chipp* = boire ; *be-yr* = l'aboiement du chien, etc. (1). Pourquoi l'homme primitif aurait-il fait moins que le sourd-muet, lui qui non seulement voyait les mouvements, mais entendait les sons ?

Pour en finir avec un sujet où les hypothèses individuelles abondent, et qui n'a d'ailleurs pour nous qu'un intérêt indirect, je résume le tableau tracé assez récemment (1888) par un des principaux partisans de la théorie évolutionniste :

« Partons de cet anthropoïde très intelligent et d'espèce sociale qui a été dépeint par Darwin. Nous pouvons imaginer qu'il était habitué à user librement de sa voix pour exprimer ses émotions, chanter, signaler les dangers. Peut-être était-il suffisamment intelligent pour faire usage de quelques sons imitatifs..., atteindre le niveau d'un enfant d'environ deux ans : c'est-à-dire que, sans user de signes articulés, il possédait assez de signes naturels (tons, gestes, spontanés ou imitatifs) pour échanger passablement ses images relatives aux besoins animaux ou même aux

(1) Heinicke, *Beobachtungen über Stumme*, 75, 137.

formes très simples d'une action coopérative. Le progrès de l'intelligence occasionna celui des signes qui réagit à son tour sur l'intelligence : le langage des sens et des gestes devint graduellement une pantomime imparfaite, analogue à celle des enfants, avant l'emploi des mots. A ce stade, les voyelles étaient en usage, peut-être aussi quelques consonnes. Le développement intellectuel continuant a dû produire la discontinuité (ou articulation) des sons de la voix, comme la seule direction possible d'un progrès ultérieur des signes vocaux, et cette transformation a dû être grandement aidée par l'habitude déjà acquise d'articuler les notes musicales (comme les gibbons et chimpanzés). Mais longtemps après ces grossiers débuts de la parole, le langage des tons et des gestes est resté le moyen le plus important de communication... Si nous pouvions remonter le cours de l'histoire pendant des milliers d'années, nous ne trouverions pas la pantomime remplacée par la parole... Je crois qu'il a fallu un temps d'une longueur inconcevable pour que la faculté des signes articulés, suffisamment développée, ait commencé à faire dépérir des systèmes plus primitifs et plus naturels ; je pense enfin que lorsque ce dépérissement a commencé, un autre laps de temps inconcevable a été nécessaire pour que le *Homo alalus* se soit transformé en *Homo sapiens* (1). »

Entre toutes ces hypothèses, on peut choisir ou même ne pas choisir ; et, quoique nous ayons été très bref sur un problème tant débattu, dont la littérature est si copieuse,

(1) ROMANES, *Mental Evolution in Man*, pp. 377-379.

peut-être est-ce trop encore pour de simples conjectures.

Un fait certain du moins, c'est que, malgré la théorie qui l'assimile à un instinct jaillissant spontanément chez l'homme, la parole, à l'origine, était si faible, si insuffisante, si pauvre, qu'elle avait besoin de s'appuyer sur le langage des gestes pour devenir intelligible. Il existe encore actuellement des échantillons de ce langage mixte parmi des races inférieures qui n'ont rien de commun entre elles, habitant des régions de la terre qui ne se ressemblent en rien.

Tantôt la parole coexiste avec le langage d'action (les Tasmaniens, les Groënlandais, les tribus sauvages du Brésil, les Grebos de l'Afrique occidentale, etc.). Les gestes sont indispensables pour donner quelque précision aux sons vocaux; quelquefois même, ils en modifient le sens. Ainsi, dans l'un de ces idiomes, *ni ne* signifie « je le fais » ou « tu le fais », suivant le geste de celui qui parle. Les Boschimans ont un vocabulaire si incomplet et l'aident de tant de signes mimiques, qu'ils ne se comprennent plus dans l'obscurité; quand ils désirent causer la nuit, ils sont obligés de se rassembler autour de leurs feux.

Tantôt la parole coexiste avec des sons inarticulés (les Fuégiens, les Hottentots, quelques tribus de l'Amérique du Nord) que les voyageurs ont comparés, suivant les cas, à des gloussements ou à des claquements. On les a classés, suivant le procédé physiologique qui les produit, en quatre (ou même six) espèces : dentale, palatale, cérébrale, latérale; il est impossible de les traduire par un équivalent articulé. Ces claquements survivent, dit Sayce, « comme pour nous montrer comment l'homme, dénué de la parole, pouvait fixer et transmettre sa pensée par certains sons. » Chez les Gallas, l'orateur, en haranguant l'assemblée, marque la ponctuation de son discours en faisant claquer une lanière de cuir. Le coup, suivant sa force, indique une virgule, un point et virgule ou un point ; un coup furieux marque l'exclamation (1).

Il convenait de rappeler ces états mixtes où le langage articulé n'est pas encore dépouillé de sa gangue primitive : ce sont des formes de passage entre la pantomime pure et le moment où la parole a conquis sa complète indépendance.

II

En passant de l'origine de la parole à l'étude de son développement, nous entrons sur un terrain plus solide. Quoique ce développement ne se soit pas produit d'une manière uniforme dans toutes les races et que les linguistes — qui sont ici nos guides — ne s'accordent pas toujours pour en fixer les phases, c'est encore l'indicateur le plus sûr de la marche que l'esprit humain a suivie pour s'analyser, pour passer de l'extrême confusion à la différenciation réfléchie ; et les matériaux sont assez abondants pour permettre une étude objective de psychogenèse intellectuelle, appuyée sur le langage.

Cette tentative n'a rien de commun avec la « grammaire générale ou philosophique » du commencement de ce siècle. Les Idéologues qui la fondèrent avaient la préten-

(1) Pour les documents, consulter particulièrement TYLOR : *Primitive culture*, ch. V; SAYCE, *Principles of comparative philology*, ch. I, § 17.

tion, en prenant le langage pour base, d'analyser les catégories fondamentales de l'intelligence : substance, qualité, action, rapport. Entreprise louable, mais qui, en raison de leur méthode, ne pouvait aboutir. Ne connaissant que les langues classiques ou modernes, produits d'une longue civilisation, ils ne pouvaient soupçonner les phases embryonnaires : aussi ont-ils fait une construction théorique, œuvre de logiciens plutôt que de psychologues. Une investigation génétique positive leur était inaccessible ; ils manquaient de matériaux et d'instruments. Si par une comparaison empruntée à la géologie, on assimile les langues adultes à la couche quaternaire ; les terrains tertiaire, secondaire, primaire, correspondront à divers idiomes décroissant en complexité, qui contiennent, eux, les fossiles de la psychologie. Ces formes inférieures — les langues semi-organisées ou sauvages qui sont cent fois plus nombreuses que les grandes langues — on les connaît maintenant ; d'où un champ immense pour la recherche et la comparaison. Cette régression vers le primitif conduit à un moment que quelques linguistes ont désigné par un terme pris à la biologie : c'est l'état protoplasmique, « sans fonctions ni catégories grammaticales » (Hermann Paul). Comment la parole est-elle sortie de cet état indifférencié pour constituer peu à peu ses organes et ses fonctions ? Cette question intéresse la linguistique par certains côtés, la psychologie par d'autres. Pour nous, elle consiste à chercher comment l'esprit humain, à travers de longs tâtonnements, a conquis et perfectionné son instrument d'analyse.

I. Au début de cette évolution que nous devrons suivre

pas à pas, nous trouvons l'hypothèse d'une période primitive, dite des *racines*, et il vaut la peine de nous y arrêter un peu. Les racines, en effet, quelque opinion qu'on ait sur leur origine, sont des termes généraux. Mais en quel sens?

Le chinois est fait avec 500 monosyllabes qui, grâce à des variétés d'intonation, ont suffi à la construction de la langue parlée ; l'hébreu, d'après Renan, a 500 racines environ ; pour le sanscrit, on ne s'accorde pas : d'après une hypothèse hardie de Max Müller, il serait réductible à 121, peut-être réductibles à moins encore, et « ce petit nombre de graines a suffi à l'énorme végétation intellectuelle qui a couvert le sol de l'Inde de la plus haute antiquité jusqu'à nos jours » (1). Quel que soit leur nombre, le problème pour nous se réduit à connaître leur contenu intellectuel primitif, leur valeur psychologique. Or nous nous trouvons en face de deux thèses très différentes. Pour les uns, les racines sont une réalité; pour les autres, elles sont un simple résidu de l'analyse.

« Les racines sont des types phonétiques produits par une puissance inhérente à l'esprit humain ; elles ont été créées par la nature, etc. » Ainsi parle Max Müller. Whitney qui, à l'ordinaire, est rarement de son avis, nous dit pourtant que toutes les langues indo-européennes descendent d'une langue monosyllabique primitive, « que nos ancêtres conversaient à l'aide de syllabes simples indiquant les idées de première importance, mais dénuées de toute désignation de rapport. »

Dans l'autre camp, on soutient que les racines sont le

(1) On trouvera cette liste dans *The Science of Thought*, p. 549.

résultat de l'analyse savante, mais que rien ne prouve qu'elles aient jamais existé (Sayce) ; qu'elles sont reconstruites par la comparaison et la généralisation ; que dans les langues aryennes, par exemple, les racines « ont avec les mots sanscrits, grecs, latins, à peu près le même rapport que les Idées platoniciennes avec les objets du monde réel » (Bréal) : ce qui équivaut à dire qu'elles ne sont pas primitives. — On a calculé que les sons articulés que la voix humaine est capable de produire s'élèvent à 385. Ces sons, pour des raisons physiologiques, constituent un thème fondamental dans les divers mots créés par l'homme. Plus tard, les linguistes, en comparant les vocables usités dans diverses langues, ont constaté la rencontre fréquente de certains phonèmes communs à plusieurs mots ; ils les ont isolés ; mais il ne convient pas d'y voir autre chose que des *extraits*. D'ailleurs, « les premiers balbutiements de l'homme n'ont rien de commun avec des types phonétiques aussi arrêtés dans leur forme et aussi abstraits dans leur signification que *dhâ*, poser ; *vid*, voir ; *man*, penser et autres phonèmes analogues. »

En résumé, dans la première thèse, les racines existent d'abord ; les mots en dérivent par redoublement, flexions, affixes, suffixes, etc. ; c'est le tronc sur lequel tout un essaim de langues a proliféré.

Dans la seconde thèse, il y a d'abord les mots ; puis l'élément commun dégagé par l'analyse, mais qui n'a jamais existé réellement à l'état pur et primitif.

Que l'on adopte l'une ou l'autre opinion, je ne vois rien à en conclure, sinon que les premiers termes ont désigné des qualités ou des manières d'être, variant suivant les races. La première thèse paraît la plus apte à nous révéler les formes primitives de l'abstraction et de la généralisation. Si on la choisit, malgré sa fragilité, on ne trouve dans la liste des racines, même la plus réduite, qu'un extraordinaire mélange de termes appliqués aux choses les plus disparates (exemple : pleurs, briser, mesurer, lait, choisir, nettoyer, vomir, froid, craindre, etc., etc.). Prétendre, comme Max Müller, à qui j'emprunte les termes qui précèdent, que « tels sont les 121 concepts originels, le primitif bagage intellectuel de la famille âryenne » est une formule malencontreuse, car rien ne ressemble moins à des concepts que le contenu de cette liste. Si l'on adopte la deuxième thèse, la racine n'étant que « le noyau mis à nu d'une famille de mots », un « phonogramme », analogue aux photographies composites, formé comme elles par une condensation de ressemblances entre plusieurs termes, il est clair que l'abstraction et la généralisation primitives doivent être cherchées dans les mots, non dans les racines (1).

(1) Comment les termes primitifs (racines ou mots), se sont-ils formés ? Question très débattue, non vidée. L'homme avait à sa disposition un premier élément : l'interjection. On s'accorde à dire qu'elle est restée stérile, inféconde ; elle n'a pas proliféré en mots ; elle demeure dans le langage articulé comme une marque de son origine émotionnelle. Un second procédé est l'imitation à l'aide du son, l'onomatopée. De l'antiquité jusqu'à nos jours, à travers beaucoup de fantaisies, on l'a considéré comme le générateur par excellence. Il a été accepté par Renan, Whitney, Tylor, H. Paul, etc. ; rejeté par M. Müllen, Bréal, P. Regnaud, etc. Nul ne conteste la formation de beaucoup de mots par onomatopée, mais ceux qui lui contestent la valeur d'un procédé général disent « que, si nous croyons parfois entendre dans certains sons de nos idiomes une imitation des bruits de la nature, nous devrions nous rappeler que les mêmes bruits, dans d'autres langues, sont représentés par de tout autres sons dans lesquels les peuples étrangers

II. — Laissant cette question qui, par sa parenté avec celle de l'origine de la parole, participe à son obscurité, il reste à se demander si les termes primitifs (quelque nature qu'on leur attribue), ont été des mots proprements dits ou des phrases. L'homme a-t-il émis d'abord de simples dénominations ou des affirmations et négations? Ici tous les linguistes paraissent d'accord. « La parole doit exprimer un jugement » ; en ce sens, elle est toujours une phrase. « Le langage est fondé sur la phrase et non sur le mot isolé... ; nous ne pensons pas au moyen de mots, mais au moyen de phrases (1). »

Cette phrase peut être un seul mot, — ou un mot composé, formé d'un enchevêtrement de mots, comme dans les langues dites agglutinantes, polysynthétiques, holophrastiques, — ou deux mots, sujet et attribut, — ou trois mots distincts, sujet, attribut et copule; mais, sous ces formes diverses, la fonction fondamentale reste la même : affirmer ou nier.

La même remarque a été faite pour les enfants. « Il faut, dit Preyer, rejeter le préjugé généralement répandu que

croient sentir aussi des onomatopées. De sorte qu'il serait plus juste de dire que nous entendons les bruits de la nature à travers les mots auxquels notre oreille est habituée depuis l'enfance » (Bréal). Je remarque que ceux qui ont étudié la formation spontanée du langage chez les enfants, relèvent à leur compte très peu d'onomatopées. D'autre part, un mot créé par onomatopée certaine est quelquefois, en suite d'associations ou d'analogies étranges, transféré successivement à tant d'objets, que la trace des transformations de sens peut être perdue et l'origine imitative niée à tort. Tel le cas de Darwin cité plus haut, où l'onomatopée du canard finit par désigner tout liquide, tout ce qui vole, toute pièce de monnaie. Si les extensions successives du terme n'avaient été observées, qui aurait pu remonter à l'origine?

(1) Sayce, *ouv. cité*, ch. IV, §§ 3-5.

tous les enfants commencent à parler avec des substantifs, ensuite avec des verbes. Mon fils, à 23 mois, employa pour la première fois un adjectif pour exprimer un jugement, le premier qu'il énonçât dans sa langue maternelle ; il dit *heiss* (chaud), pour « le lait est trop chaud ». Plus tard la proposition est faite de deux mots : *heim-mimi*, « je vou- « drais aller à la maison et boire du lait » (*heim* = maison ; *mimi* = lait). » Taine et d'autres ont rapporté plusieurs observations du même genre (1).

D'après certains auteurs, toute langue parvenue à son complet développement a dû parcourir les trois périodes successives du monosyllabisme, du polysynthétisme et de l'analyse ; en sorte que les idiomes qui sont restés monosyllabiques ou agglutinants correspondraient à un arrêt de développement. Pour d'autres, c'est une pure hypothèse qu'ils rejettent. Quoi qu'il en soit (et c'est une question que nous n'avons pas à examiner), il paraît bien téméraire de soutenir, comme Sayce, « que la division de la phrase en deux parties, le sujet et le prédicat, est un pur accident... et que, si Aristote avait été Mexicain (la langue des Aztèques était polysynthétique), son système de logique aurait pris une forme tout à fait différente ». L'apparition et l'évolution des langues analytiques n'est pas un pur accident, mais un résultat du développement de l'esprit. On ne peut passer de la synthèse à l'analyse sans diviser,

(1) Il n'est guère douteux pourtant qu'il y ait chez l'enfant (et le cas a dû se rencontrer chez l'homme primitif), une période de dénomination pure et simple où, en face des objets qu'il perçoit, il émet un mot, par action spontanée et comme réflexe, sans affirmation sous-entendue. Mais cet acte est plutôt le prélude et l'essai de la parole, un acheminement vers la parole proprement dite.

séparer, disposer les parties isolées dans un certain ordre. La logique d'un Aristote mexicain aurait pu différer de la nôtre quant à la forme ; mais elle n'aurait pu se constituer sans briser son moule linguistique, sans établir une division, au moins théorique, des éléments du discours. L'action inconsciente qui a entraîné certains idiomes vers l'analyse, qui les a fait passer de la période d'enveloppement à celle de développement, leur a imposé l'ordre successif. On a assimilé les langues polysynthétiques au procédé des enfants qui veulent dire tout à la fois, les idées surgissant toutes ensemble et formant un conglomérat (1). Il faut évidemment rompre avec ce procédé ou renoncer à tout progrès sérieux dans l'analyse.

En somme, sur la valeur psychologique de la phrase, indépendamment de ses formes multiples, nous pouvons conclure par ces remarques de Max Müller : « Nous nous imaginons le langage impossible sans phrase et la phrase impossible sans copule. Cela est vrai et cela est faux. Si nous entendons par phrase une expression formée de plusieurs mots : sujet, attribut, copule, cela est faux. Quand la phrase n'est composée que d'un sujet et d'un prédicat, nous pouvons dire qu'il y a une copule sous-entendue; mais la vérité est que d'abord elle n'était pas exprimée, qu'il n'était pas nécessaire de l'exprimer, qu'il était impossible de l'exprimer. Arriver à dire *vir est bonus*, au

(1) Il y a en iroquois un mot qui signifie : « Je demande de l'argent à ceux qui sont venus m'acheter des habits. » L'esquimau est, paraît-il, très riche en termes de ce genre. Il faut remarquer pourtant que ces immenses mots composés, étant eux-mêmes formés de mots écourtés et accolés, impliquent virtuellement un commencement de décomposition.

lieu de *vir bonus*, est un des derniers triomphes de la parole (1). »

III

Cette évolution de la parole, partant de l'état protoplasmique sans organes ni fonctions, pour les acquérir peu à peu, marchant progressivement de l'indéfini au défini, de l'état fluide à l'état fixé, ne peut être exposée qu'à grands traits. Prise en détails, elle n'est ni de notre sujet ni de notre compétence. Mais les moments successifs de cette différenciation qui crée les formes grammaticales, les parties du discours, sont, sous une forme objective, l'histoire du développement de l'intelligence en tant qu'elle abstrait, généralise, analyse et tend vers une précision toujours croissante. Les langues à évolution complète, — ici il ne s'agit que d'elles, — portent en tout et partout l'empreinte du travail inconscient qui les a façonnées pendant des siècles : elles sont une psychologie pétrifiée.

Revenons aux racines ou termes primitifs, quelle qu'en soit la nature. On admet généralement deux catégories distinctes : les racines pronominales ou démonstratives, les racines verbales ou prédicatives.

Les premières forment un petit groupe qui a pour marque propre d'indiquer plutôt la position relative de celui qui parle qu'une qualité concrète. Elles équivalent à : ici, là, ceci, cela, etc. Elles sont peu nombreuses et très simples sous le rapport phonétique : une voyelle ou une voyelle suivie d'une consonne. Beaucoup de linguistes

(2) *Origine et développement de la religion*, trad. Darmesteter, p. 176.

refusent de les admettre comme racines et pensent qu'elles sont sorties de la seconde classe par atténuation de sens (1). Peut-être sont-elles un reste du langage de gestes, « sans signification conceptuelle » (Max Müller), n'exprimant que des déterminations dans le temps ou l'espace.

Les secondes (verbales ou prédicatives) sont les seules qui nous intéressent. Celles-ci ont pullulé. Elles indiquent des qualités ou des actes : c'est le point important à noter. Les premiers mots ont dénommé des attributs ou des manières d'être ; ils ont été des *adjectifs*, dans la mesure, du moins, où l'on peut appliquer une terminologie rigide et fixe à des états en voie de formation. L'homme primitif étant frappé surtout par les qualités des choses, les mots à l'origine étaient tous appellatifs ; ils exprimaient un des nombreux caractères de chaque objet ; ils traduisaient une *abstraction* spontanée, naturelle. Ceci montre encore une fois combien cette opération est indispensable et précoce. Dès ses premières démarches, l'intelligence tend à simplifier, à substituer la partie au tout. Le choix inconscient d'un attribut entre beaucoup d'autres dépend de diverses causes : de sa prédominance sans doute ; mais avant tout de l'intérêt qu'il a pour l'homme. « Les peuples, remarque Renan, ont en général beaucoup de mots pour ce qui les intéresse le plus. » Ainsi, en hébreu, pour l'observance de la loi, 25 synonymes ; pour la confiance en Dieu, 14 ; pour la pluie, 11, etc. En arabe, le lion a 500 noms, le serpent 200, le miel plus de 80 ; le chameau 5.744, l'épée 1.000 comme il convient à une race guerrière. Le Lapon, dont la

(1) WHITNEY, *la Vie du langage*, ch. X. — SAYCE (*ouv. cité*, ch. VI, 28) les rejette absolument.

langue est si pauvre, a plus de 30 mots pour désigner le renne, animal indispensable à sa vie (1). Ces prétendus synonymes dénomment chacun un aspect particulier des choses ; ils sont un témoignage de l'abondance des abstractions primitives.

Cette apparente richesse devient vite un embarras et un encombrement. Au lieu de cent termes distincts, il suffirait d'un substantif générique, plus une ou deux épithètes. Mais le *substantif* n'est pas né du désir réfléchi d'obvier à cet inconvénient. Il est une spécialisation, un rétrécissement du sens primitif. L'adjectif perdit peu à peu sa valeur qualificative pour devenir le nom d'un des objets qualifiés. Ainsi en sanscrit : *déva* (brillant) finit par signifier le dieu; *sourya* (l'éclatant) devint le soleil; *akva* (rapide) devint le nom du cheval, etc. Cette métamorphose de l'adjectif en substantif par une spécialisation du sens général se produit même dans nos langues actuelles ; quand, par exemple, nous disons en français : un *brillant* (diamant) ; le *volant* (d'une machine) ; un *bon* (de pain, de caisse, de la Banque, etc.). Ce qui n'est plus qu'un accident de nos jours était à l'origine un procédé constant (2). Ainsi de l'adjectif primitif, le substantif est dérivé : ou plutôt dans l'organisme primitif, adjectif-substantif, une division s'est

(1) RENAN, *Histoire générale des langues sémitiques*, pp. 128 et 363.

(2) On voit combien l'ordre *réel* de l'évolution ressemble peu à l'ordre théorique imaginé au XVIIIe siècle, d'après le pur raisonnement : « Les notions complexes des substances étant connues les *premières*, puisqu'elles viennent des sens, doivent être les *premières* à avoir des noms. » (Condillac.) « A l'égard des adjectifs, la notion ne s'en dut développer que *fort difficilement*, parce que tout adjectif est un mot abstrait et que les abstractions sont des opérations pénibles ou peu naturelles. » (J.-J. Rousseau.)

produite, et deux fonctions grammaticales se sont constituées.

Beaucoup de remarques resteraient à faire sur la détermination du substantif par les flexions, déclinaisons, la marque du genre (masculin, féminin, neutre) ; je me borne à ce qui concerne le *nombre*, puisque nous nous sommes proposé de considérer la numération sous tous ses aspects. Rien ne paraît plus naturel et plus tranché que la distinction de l'un et du plusieurs ; dès que nous dépassons l'unité pure, génératrice des nombres, la pluralité nous paraît homogène à tous ses degrés. Il n'en a pas été ainsi à l'origine. Ce qui le prouve, c'est l'existence du duel dans un nombre énorme de langues : âryennes, sémitiques, touraniennes, hottentote, australiennes, etc. On comptait avec précision un, deux, le reste demeurant vague. D'après Sayce, le mot trois, dans les langues âryennes, signifiait d'abord « ce qui va au delà. » On a supposé que le duel fut affecté originellement aux parties paires du corps : les yeux, les bras, les jambes. Le progrès intellectuel l'a fait tomber en désuétude.

Au terme de cette période de première formation que nous venons de parcourir, la phrase n'est qu'un organisme fruste représenté par l'une des formes suivantes : 1° cela ; 2° cela brillant ; 3° cela soleil, cela brillant (1). Le verbe est encore absent.

Avec lui nous entrons dans la période de seconde formation. On a longtemps posé comme un dogme indiscutable que le *verbe* est le mot par excellence (*verbum*), l'ins-

(1) P. Regnaud, *Origine et philosophie du langage*, p. 317.

trument nécessaire et exclusif de l'affirmation. Cependant il y a beaucoup d'idiomes inférieurs qui s'en passent et qui expriment l'affirmation par des procédés grossiers, détournés, sans précision, le plus souvent par une juxtaposition : Neige blanche = la neige est blanche ; boisson de moi vin = je bois (ou boirai) du vin, etc. On en trouvera beaucoup d'exemples dans les ouvrages spéciaux.

En fait, le verbe indo-européen est, pris à son origine, un adjectif (ou substantif) modifié par un pronom : *Bharâmi* = porteur-moi, je porte. Nous regrettons de ne pouvoir suivre dans les détails cette construction merveilleuse, résultat d'un travail inconscient et collectif qui a fait du verbe un instrument si souple, apte à tout dire par l'invention des modes, des temps, des voix. Notons, en passant. pour ce qui concerne les temps, que, quoique la distinction entre les trois parties de la durée nous paraisse très simple, elle paraît s'être établie lentement. Sans doute, on peut soutenir qu'elle existait, en fait, dans l'esprit de l'homme primitif, mais que l'imperfection de son instrument verbal ne la traduisait pas. Quoi qu'il en soit, c'est un point discuté si le verbe, à l'origine, a exprimé un passé ou un présent. Il semble avoir traduit d'abord une vague conception de la durée, une continuité dans l'action ; c'était un « duratif », un passé qui dure encore, un passé-présent. La notion adjective contenue dans le verbe, indéfinie quant au temps, ne s'est précisée que peu à peu ; la distinction entre les moments de la durée ne s'est pas faite de la même manière dans toutes les langues, et pour quelques-unes, développées d'ailleurs comme les langues sémitiques, elle est restée très imparfaite (1).

L'essentiel était de montrer comment l'adjectif-substantif, modifié par l'adjonction d'éléments pronominaux, constitue un autre organe linguistique, et, perdant peu à peu sa marque originelle, devient le verbe avec ses multiples fonctions. Son caractère qualificatif, qui est fondamental, en fait un instrument propre à exprimer tous les degrés de l'abstraction et de la généralisation du plus haut au plus bas, à parcourir la gamme des abstraits inférieurs, moyens et supérieurs. Exemple : boire, manger, dormir, frapper ; — plus haut, aimer, prier, instruire, etc. ; — plus haut encore, agir, exister, etc. Le degré le plus élevé de l'abstraction, c'est-à-dire le moment où le verbe est le plus vide de tout sens concret, se trouve dans les auxiliaires des langues analytiques modernes. « Ils occupent, dit Max Müller, la même place parmi les verbes que les noms abstraits parmi les substantifs. Ils sont d'une époque postérieure et avaient tous à l'origine un caractère plus matériel et plus expressif. Nos verbes auxiliaires ont eu une longue suite de vicissitudes à traverser, avant d'arriver à la forme desséchée et sans vie qui les rend si propres aux besoins de notre prose abstraite. *Habere*, qui est maintenant employé dans toutes les langues romanes pour exprimer simplement un temps passé, signifiait d'abord « tenir ferme », « retenir ». L'auteur continue en retraçant l'histoire de plusieurs autres verbes auxiliaires. Entre tous, il y en a un qui mérite une mention particulière à cause des divagations qu'il a suscitées : c'est le verbe *être*, qualifié de verbe par excel-

(1) Sur ce point, consulter particulièrement SAYCE, *ouv. cité*, ch. II, § 9, et P. REGNAUD, *ouv. cité*, pp. 296-299.

lence, verbe substantif, verbe unique; expression directe ou sous-entendue de l'existence partout présente. On lui a attribué le monopole de l'affirmation et même le privilège d'une origine immatérielle (1). — D'abord il ne se rencontre sous aucune forme dans certaines langues qui suppléent à son absence par divers procédés. De plus, il est loin d'être primitif; il dérive, suivant les idiomes, d'éléments multiples et assez discordants qui sont : respirer, vivre, croître, d'après M. Müller; respirer, croître, demeurer, être debout (*stare*) d'après Whitney.

Jusqu'ici nous n'avons examiné que les parties stables, solides, du discours. Restent celles qui sont purement transitives, qui traduisent un mouvement de la pensée, qui expriment des *rapports*. Avant de les étudier sous leur forme linguistique, il est indispensable de se placer au point de vue de la psychologie pure et de savoir d'abord quelle est la nature d'un rapport. On peut d'autant moins s'y soustraire que la question n'a guère été traitée que par les logiciens ou à leur manière et que beaucoup de traités de psychologie très complets n'en disent pas un seul mot (2).

(1) « Le mot « être » est irréductible, indécomposable, primitif et tout intellectuel. Je ne connais aucune langue où le mot français « être » soit exprimé par un mot correspondant qui représente une idée sensible. Donc il n'est pas vrai que toutes les racines du langage soient en dernière analyse des signes d'idées sensibles. » (V. Cousin, *Histoire de la phil. au XVIIIe siècle*, 1841, t. II, p. 274.)

(2) Sur la psychologie du rapport, consulter HERBERT SPENCER, *Psychology*, t. I, § 65, et t. II, §§ 360 et suiv.; JAMES, *Psychology*, t. 1, pp. 203 et suiv. Ce dernier donne l'histoire du sujet, qui est très brève, en remarquant que les idéologues font une honorable exception à l'abstention générale. Ainsi Destutt de Tracy établissait une distinction entre les sentiments de *sensation* et les sentiments de *rapport*.

« Un rapport, dit Herbert Spencer, est un état de conscience qui réunit deux autres états de conscience. » Bien qu'un rapport ne soit pas toujours un trait d'union au sens rigoureux, cette définition a le grand avantage de le poser comme une réalité, comme un état qui existe par lui-même, qui n'est pas un zéro, un néant de conscience. Il possède des caractères propres : 1° Il est indécomposable. Dans la conscience, il y a de grands et de petits états : les grands (par exemple : une perception) sont composés, donc accessibles à l'analyse; ils occupent un temps appréciable et mesurable; les petits (le rapport) sont par nature soustraits à l'analyse; rapides comme l'éclair, ils semblent en dehors du temps. 2° Il est dépendant. Otez les deux termes entre lesquels il s'intercale, et le rapport s'évanouit; mais il faut remarquer que les termes eux-mêmes supposent des rapports; car, suivant la juste remarque de Spencer, « il n'y a ni états de conscience sans rapports, ni rapport sans états de conscience ». En définitive, sentir ou penser un rapport, c'est sentir ou penser un changement.

Mais cet état psychique peut être étudié autrement que par l'observation intérieure et l'interprétation qui la suit; il se prête à une étude *objective*, parce qu'il s'est incarné dans certains mots. Quand je dis : rouge *et* vert, rouge *ou* vert, il y a dans l'un et l'autre cas, non pas deux, mais *trois* états de conscience ; la seule différence est dans l'état intermédiaire qui correspond à une inclusion ou à une exclusion. De même, toutes nos propositions et conjonctions (pour, par, si, mais, car, etc.) enveloppent un état mental, si mince qu'il soit. L'étude des langues nous apprend que l'expression des rapports s'est produite de deux manières qui forment, pour ainsi dire, deux couches chronologiques.

La plus ancienne est celle des cas ou déclinaisons : mécanisme fort compliqué et très variable, suivant les idiomes, consistant en appositions de suffixes ou en modifications du thème principal.

Mais les rapports n'ont acquis leur organe linguistique propre, spécialisé pour cette fonction, qu'avec les prépositions et conjonctions. Elles font défaut dans beaucoup de langues ; on y supplée par gestes ; les principales parties du discours existent seules, juxtaposées sans lien, à la manière des phrases exprimées par les enfants. D'autres, un peu moins pauvres, n'ont guère que deux conjonctions : *et*, *mais*. En somme, les termes auxquels est dévolue l'expression des rapports sont de formation tardive et ressemblent à des organes de luxe. Dans les langues analytiques, les prépositions et conjonctions sont des noms ou pronoms détournés de leur acception primitive, qui ont pris une valeur expressive de transition, condition, subordination, coordination et le reste. La notion psychologique commune au plus grand nombre, sinon à toutes, est celle d'un *mouvement*. « Tous les rapports exprimés par les prépositions peuvent être ramenés au repos et au mouvement dans l'espace et le temps, c'est-à-dire à ceux auxquels correspondent dans la déclinaison le locatif, l'accusatif (mouvement pour s'approcher) et l'ablatif (mouvement pour s'éloigner) (1). » On peut admettre que cette conscience du mouvement, du changement, qui n'est au

(1) Regnaud, *ouv.*, *cité*, pp. 304 et suiv.

fond que le sentiment des directions diverses de la pensée, appartient moins à la catégorie des notions claires qu'à celle des états subconscients, des tendances, des actes, ce qui expliquerait pourquoi les termes du rapport manquent totalement, ou sont rares, et n'ont conquis que tardivement leur autonomie.

Avec eux, le travail progressif de la différenciation s'est accompli. Le discours a ses matériaux et son ciment ; il est capable de phrases complexes où tout se relie et se subordonne à un état principal, au contraire de ces essais grossiers qui ne peuvent aboutir qu'à des phrases simples, dénuées d'appareils de connexion.

Nous avons esquissé rapidement ce travail d'organogenèse qui a fait passer les langues de l'état amorphe à la constitution progressive de termes spécialisés et de fonctions grammaticales : évolution tout à fait comparable à celle qui, dans les corps vivants, part de l'ovule fécondé pour aboutir, par la division du travail chez les êtres supérieurs, à un agencement fixe d'organes et de fonctions. « Les langues sont des organismes naturels qui, sans être indépendants de la volonté de l'homme, naissent, croissent, vieillissent et meurent suivant des lois déterminées » (Schleicher). Elles sont en état de rénovation continue, d'acquisitions et de pertes. Dans les langues civilisées, cette incessante métamorphose est partiellement enrayée par l'instruction imposée, la tradition et le respect des grandes œuvres littéraires. Dans les idiomes sauvages où ces moyens coercitifs font défaut, la transformation s'opère parfois avec une rapidité telle, qu'ils deviennent méconnaissables au bout de quelques générations.

Étant un mécanisme psychophysiologique, le langage parlé est régi dans son évolution par des lois physiologiques et psychologiques.

Parmi les premières (dont nous n'avons pas à parler) la principale est la loi de l'altération phonétique, consistant dans le déplacement d'une articulation en une direction déterminée. Elle dépend de l'organe vocal : ainsi, après l'invasion des Germains, le latin parlé par eux est retombé au pouvoir des influences physiologiques qui l'ont profondément modifié.

Parmi les secondes, la principale est la loi d'analogie, le grand artisan d'extension des langues. C'est une loi d'économie qui a pour base la généralisation, la faculté de saisir des ressemblances, réelles ou supposées. Le mot reste invariable, mais l'esprit l'applique à divers emplois : c'est un masque qui couvre tour à tour plusieurs visages. Il suffit d'ouvrir un dictionnaire pour voir ce que ce travail inconscient a d'ingénieux et de périlleux. Tel mot n'a que quelques lignes ; il n'a pas fourni une brillante carrière. Tel autre remplit des pages : le voici d'abord dans son sens primitif; puis, d'analogies en analogies, d'accidents en accidents, il s'en éloigne de plus en plus et finit par arriver à une signification toute contraire (1). Aussi a-t-on pu dire que « l'objet d'une véritable étymologie, c'est de découvrir les lois qui ont régi l'évolution de la pensée. » Chez les peuples primitifs, le procédé qui entraîne les déviations du sens primitif est quelquefois d'une absurdité éclatante; du moins il nous paraît tel, en raison des

(1) Il est inutile de donner des exemples d'un fait si connu. Voir Darmesteter, *la Vie des mots*.

analogies étranges qui servent à l'extension du mot : ainsi, des tribus australiennes ont donné aux livres le nom de moules (*muyum*), parce qu'ils s'ouvrent et se ferment comme ce coquillage, et on pourrait citer bien d'autres faits non moins singuliers. Il resterait beaucoup à dire sur le rôle de l'analogie, mais je crains de m'écarter de mon sujet.

En terminant, je ne puis m'empêcher de regretter que la psychologie linguistique attire si peu de gens, et que beaucoup de récents traités de psychologie, excellents par ailleurs, ne consacrent pas même une ligne au langage. Pourtant cette étude, surtout comparative, des formes les plus infimes aux plus raffinées, en apprendrait sur le mécanisme de l'intelligence au moins autant que d'autres procédés fort réputés. On s'est lancé avec ardeur dans la psychologie physiologique, en pensant avec raison que, si les faits biologiques, normaux et morbides, sont étudiés par les naturalistes et les médecins, ils peuvent l'être aussi par les psychologues, d'une autre manière. Il en est de même pour les langues : la philologie comparée a son but, la psychologie a le sien. Il est impossible de croire que celui qui, armé d'une suffisante instruction linguistique, se consacrerait à cette tâche, dépenserait sa peine en vain.

CHAPITRE III

LES FORMES MOYENNES DE L'ABSTRACTION

Après avoir fait connaissance avec ce nouveau facteur — le mot — dont l'importance comme instrument d'abstraction ira toujours en grandissant, reprenons notre sujet au moment où nous l'avons laissé. En passant de la période d'absence à celle de présence du mot, des formes inférieures aux formes moyennes, rappelons encore une fois que notre principal but est de montrer que l'abstraction et la généralisation sont des opérations de l'esprit à évolution complète, contenues en germe dans la perception et l'image et atteignant, à leur extrême limite, la suppression totale de toute représentation concrète. Pas de contradicteurs, je pense, sur ce point. Mais le difficile est de suivre cette évolution pas à pas, étapes par étapes, en notant leurs différences par des marques *objectives*.

Pour les abstraits moyens, cette opération est fort simple : ils supposent le mot ; ils ont dépassé le niveau de l'abstraction et de la généralisation prélinguistiques. On peut aller plus loin et, toujours *avec l'aide du mot*, établir dans la catégorie entière des abstraits moyens, deux classes :

1° Les formes inférieures qui confinent aux images génériques et qui ont pour marque objective le rôle effacé du mot : on peut à la rigueur se passer de lui et il n'est qu'à un bien faible degré un instrument de substitution ;

2° Les formes supérieures qui confinent à la classe des concepts purs et qui ont pour marque objective de ne pouvoir se passer du mot, devenu enfin un instrument de substitution, mais encore accompagné de quelque représentation sensible.

La légitimité de cette division ne peut être justifiée que par une étude comparée et détaillée des deux classes.

I

Avant de déterminer par des exemples la nature et la portée intellectuelle des formes inférieures, une question théorique se pose, que nous ne pouvons guère éluder, bien qu'il appartienne à la théorie de la connaissance plutôt qu'à la psychologie d'en poursuivre la discussion approfondie. La voici : Entre les images génériques et les concepts les plus bas, y a-t-il une différence de nature ou de degré ? On l'a présentée quelquefois d'une manière moins générale et plus concrète : entre l'intelligence animale (1) sous ses formes supérieures et l'intelligence humaine dans ses formes inférieures, y a-t-il une différence radicale, un fossé infranchissable ? Les uns sont pour la négation absolue ; les autres admettent une communauté de nature et des formes de passage.

J'écarte tout d'abord comme inacceptable la thèse qui identifie l'abstraction avec l'emploi du mot. Taine semble

(1) Intelligence est pris ici au sens restreint, comme synonyme d'abstraire, généraliser, juger, raisonner.

parfois l'admettre : « Nous pensons, dit-il, les caractères abstraits des choses au moyen des noms abstraits qui sont nos idées abstraites, et la formation de nos idées n'est que la formation des noms qui sont des substituts (1). » Il est clair que, s'il est impossible d'abstraire sans le mot, cette opération ne commence qu'avec la parole. Tout ce qui a été dit précédemment (dans le ch. Ier) démontre l'inanité d'une telle assertion.

Pour discuter utilement la question posée, résumons d'abord les caractères principaux des images génériques d'une part, des concepts inférieurs d'autre part.

Les images génériques sont : 1° simples et d'ordre pratique; 2° elles résultent d'expériences souvent répétées ; 3° elles sont extraites de ressemblances très saillantes ; 4° elles se condensent en une représentation, visuelle, auditive, tactile, olfactive (suivant les cas). Elles sont le fruit d'une assimilation *passive*.

Les concepts inférieurs, qui s'en rapprochent le plus, qui en sont le plus voisins (ceux que nous étudions en ce moment), ont pour caractères : 1° d'être moins simples ; 2° moins fréquemment répétés dans l'expérience ; 3° de supposer comme matière des ressemblances, mêlées d'assez nombreuses différences ; 4° d'être fixés par un mot. Ils sont le fruit d'une assimilation *active*.

On dira peut-être qu'opposées ainsi l'une à l'autre, les deux classes ne présentent que des différences minimes, sauf l'adjonction du mot; encore n'est-il pour le moment (nous en donnerons les preuves plus loin) qu'un instru-

(1) *De l'Intelligence*, t. I. liv. IV, ch. I, p. 254 de la 1re édition.

ment manié par un mauvais ouvrier qui en ignore l'efficacité et la haute portée. Mais, s'il en était autrement, si la délimitation entre les deux classes n'était pas flottante, il faudrait renoncer à la thèse d'une évolution progressive ou bien admettre qu'elle ne commence qu'avec l'apparition du mot.

Romanes décrit comme il suit le passage de l'image générique au concept: « La poule d'eau, sur la terre et même sur la glace, a une manière de voler un peu différente de celle qu'elle adopte pour l'eau; et les espèces qui plongent en se précipitant d'une hauteur, n'agissent pas ainsi à l'égard de la terre ni de la glace. Les faits prouvent que les animaux ont un récept [image générique] correspondant à ce qui est solide, un autre correspondant à ce qui est fluide. L'homme agit de même... ; mais, différant en cela de la poule d'eau, il peut attribuer à chacun de ces deux récepts un nom et les élever ainsi l'un et l'autre à la hauteur d'un concept. Pour le but pratique de la locomotion, il est sans importance qu'il puisse ou non opérer cette transformation ; mais, pour d'autres fins, cela est capital. Pour y parvenir, il faut qu'il soit capable de poser son récept devant son propre esprit comme objet de sa propre pensée. Avant d'imposer à ces idées génériques les noms « fluide et solide », il doit les avoir *connues* comme idées. En vertu de cet acte de connaissance, par lequel il assigne un nom à un objet connu comme tel, il a créé pour lui-même et pour des fins autres que la locomotion une possession précieuse : il a formé un concept (1). »

(1) *Mental Evolution in Man*, pp. 74 et 75.

En fait, la transition n'est pas si simple. Romanes omet des intermédiaires : car avec « fluide » et « liquide », nous pénétrons dans un ordre de concepts plus élevé que ceux qui confinent immédiatement aux images génériques. Ce qu'il fait bien ressortir, c'est que l'imposition pure et simple du mot n'explique pas tout. Il ne faut pas oublier en effet que, si le développement supérieur de l'intelligence dépend du développement supérieur de l'abstraction qui dépend lui-même du développement de la parole, celle-ci ne dépend pas seulement de la faculté d'articuler, existante chez beaucoup d'animaux, mais de conditions cérébrales antérieures et, finalement, de conditions psychologiques qu'il faut rechercher.

Pour cela, revenons à la distinction vaguement établie plus haut entre l'assimilation passive et l'assimilation active. Nous savons que le mécanisme fondamental de la connaissance se réduit à deux procédés antagonistes : associer, dissocier; assimiler, différencier; réunir, séparer; bref, à la synthèse et à l'analyse (1). Dans la formation de l'image générique, nous l'avons vu, l'assimilation joue le rôle principal; l'esprit ne travaille que sur des ressemblances. A mesure que l'on s'éloigne de ce moment, c'est le contraire; l'esprit travaille de plus en plus sur des différences; l'opération primitive et essentielle consiste à dissocier; la fusion des ressemblances ne vient qu'après. Plus on monte, plus le travail d'analyse devient prépondé-

(1) Il convient de remarquer avec Paulhan (« L'abstraction et les idées abstraites » [*Revue philosophique*, janvier 1889, pp. 26 et suiv.]) qu'à l'origine, ces deux procédés sont enchevêtrés l'un dans l'autre et qu'il y a plutôt des synthèses analytiques et des analyses synthétiques.

rant, parce qu'on poursuit des ressemblances de plus en plus cachées par les différences. Les esprits grossiers ne s'élèvent pas au-dessus des ressemblances palpables. Le paysan qui entend parler un dialecte ou patois très voisin du sien, n'y comprend rien ; il y a pour lui une autre langue, là où un linguiste, même médiocre, constate immédiatement l'identité des mots, ne différant que par l'accent, l'adoucissement, le renforcement, etc.

Nous pouvons figurer la différence entre les images génériques et les notions générales qui s'en rapprochent le plus, par le symbolisme suivant,

I. — A B C *d e*	II. — A *b c d e*
A B C *e f*	*x y z* A *f*
A B C *g h*, etc.	*g* A *h k m*, etc.

où chaque ligne répond à un objet et chaque lettre à l'un des principaux caractères de l'objet.

Le tableau I est celui de l'image générique. Une partie A, B, C, est constamment répétée dans chaque expérience ; de plus, elle est en relief, comme l'indiquent les majuscules ; l'élimination des différences est presque passive, se fait d'elle-même ; elles sont oubliées.

Le tableau II est celui d'une notion générale assez simple. Il s'agit de dégager A de tous les objets où il est inclus. C'est encore un caractère saillant indiqué par les majuscules et qui se rencontre dans chaque objet ; mais, comme il est perdu dans les différences, comme il ne représente qu'une assez faible fraction de l'événement total, il ne se dégage pas spontanément ; il exige un travail préalable de dissociation et d'élimination.

Ainsi entendue, la différence entre les deux procédés ne consiste que dans le pouvoir de dissocier plus ou moins, et rien n'autorise à supposer une différence de nature.

Mais la question peut se poser d'une autre manière, plus précise et plus embarrassante. Je la formule ainsi : l'image générique n'est jamais, le concept est toujours un jugement. On sait que pour les logiciens (autrefois du moins), le concept est l'élément simple et primitif, puis vient le jugement qui lie deux ou plusieurs concepts, puis le raisonnement qui lie deux ou plusieurs jugements. Pour le psychologue, au contraire, l'affirmation est l'acte fondamental ; le concept est le *résultat* de jugements (explicites ou implicites) de ressemblances avec exclusion des différences. Si l'on se rappelle en outre ce qui a été dit précédemment : que la parole ne commence qu'avec la phrase, que, sous sa forme la plus simple, elle est le mot-phrase ; alors la question débattue peut se transformer en celle-ci : entre l'image générique et le jugement sous ses formes inférieures, y a-t-il solution de continuité ou passage par transformations lentes ?

Pour les partisans de la première thèse, l'apparition du jugement est « un passage du Rubicon » (M. Müller). Il est également impossible de l'affirmer et de le nier d'une manière positive et indiscutable. Romanes, qui prend parti contre « le passage du Rubicon », admet les stades suivants dans le développement des signes, pris comme indicateurs du développement de l'intelligence elle-même.

1° Le signe indicatif ; geste ou racine pronominale chez l'homme primitif ; aboiement du chien pour qu'on lui ouvre la porte, etc.

2° Le signe dénotatif qui s'applique à des choses, qualités ou actions particulières. Exemple : le perroquet qui, en voyant une personne, profère son nom ou un mot quelconque qu'il lui a associé et qui, pour l'animal, est devenu sa marque.

3° Le signe connotatif ou attributif qui, à tort ou à raison, est attribué à toute une classe d'objets ayant une qualité commune. Exemple d'un enfant qui appliquait le mot « étoile » à tout ce qui brille.

4° Le signe dénominatif ; c'est l'emploi intentionnel du signe comme tel avec la pleine appréciation de sa valeur ; Exemple : le mot « étoile » pour celui qui connaît l'astronomie.

5° Le signe prédicatif, c'est-à-dire la proposition formée par l'apposition de deux signes dénominatifs (1).

Cet ordre hiérarchique, bien qu'il prête à quelques critiques, indique au moins schématiquement le passage progressif du concret aux plus hautes abstractions et peut être accepté comme tel.

Il est clair que les deux premiers stades ne dépassent guère le concret.

Au troisième, notre auteur attache une importance capitale ; avec lui commence le jugement. Cependant, on peut se demander si l'affirmation existe vraiment à ce stade. Pour notre part, nous inclinons à l'admettre comme incluse dans l'image générique de l'espèce la plus élevée (car elles aussi ont leurs degrés), *non sous la forme d'une proposition, mais d'une action*. Le chien de chasse possède assu-

(1) *Ouvrage cité*, ch. VIII, pp. 158-165.

rement des images génériques de l'homme et des divers gibiers, sous la forme visuelle et surtout olfactive. Quand il s'élance sur la piste de son maître, d'un lièvre ou d'une perdrix, n'est-ce pas un jugement d'une certaine espèce, une affirmation, la plus indubitable de toutes, puisqu'elle est un acte ? L'absence d'expression verbale et de formalisme logique ne change rien à la nature foncière de l'état mental. Nous avons déjà parlé (ch. Ier), des jugements et raisonnements *pratiques ;* il est inutile de réitérer.

Le passage du troisième au quatrième stade est encore plus important. C'est le moment où apparaît le véritable concept ; ce point atteint, un progrès presque sans limites est possible. Or la vraie cause du vrai concept, c'est la réflexion. Cette formule me paraît la plus simple, la plus courte, la plus claire, la plus exacte. Il a y possibilité de concept quand il y a possibilité pour l'esprit de détacher un caractère (ou plusieurs), extrait entre beaucoup d'autres, de le poser comme entité indépendante, de l'ériger en objet *connu*, c'est-à-dire déterminé dans ses rapports avec nous et avec les autres choses. Exemple : se former l'idée générale d'un vertébré. Mais cet acte fondamental, — la réflexion, — n'est pas sans antécédents, il ne jaillit pas comme une apparition nouvelle, il est le plus haut degré de l'attention, c'est-à-dire d'une attitude de l'esprit qui se rencontre même très bas dans l'échelle animale.

La discontinuité dans l'évolution, dans le passage de l'inférieur au supérieur, est donc loin d'être établie. Sans doute, comme toutes les questions de genèse, celle-ci laisse beaucoup de place à l'hypothèse, et on ne peut se décider que d'après des vraisemblances ; mais elles ne me semblent pas en faveur d'une rupture de continuité et d'une opposition de nature.

En résumé, pour nous en tenir au moins contestable : conditions cérébrales et psychologiques de la parole (non du langage articulé seul), imposition du mot aux qualités et attributs qui peu à peu sont érigés en choses indépendantes, et le pas définitif est franchi. Telle est la marche de l'esprit et remarquons en passant que le processus qui crée le véritable concept, conduit du même coup, fatalement, à la foi aux idoles, aux entités réalisées.

Sans nous arrêter pour le moment sur ce dernier point, examinons maintenant, sous une forme plus positive et au point de vue strict de la psychologie expérimentale, la nature des formes inférieures de l'abstraction moyenne, en la déterminant par des exemples. On détermine aussi du même coup le niveau intellectuel qui correspond au moment de transition entre les images génériques (forme animale) et les abstraits supérieurs dont il nous reste à poursuivre la longue étude. Pour cela, le mieux est de prendre comme type les races humaines qui sont restées à l'état sauvage ou demi-sauvage : elles instruisent plus que les enfants, parce qu'elles représentent un état fixe, permanent. Nous pouvons puiser à deux sources principales ; leurs langues, leurs systèmes de numération. On pourrait étudier aussi leurs croyances religieuses, ce qui conduirait aux mêmes résultats, mais serait trop long et moins précis (1).

(1) Nous avons effleuré ce sujet incidemment dans la *Psychologie des sentiments* (partie II, ch. IX, § 2, pp. 305 et suiv.). Beaucoup de peuplades ne dépassent pas le polydémonisme, qui peuple l'univers d'innombrables

1° *Les langues*, considérées dans leurs caractères les plus généraux, révèlent une notable impuissance à dépasser les ressemblances les plus simples, une incapacité incurable pour des généralisations étendues ; elles s'élèvent à peine au-dessus du concret. Le rôle du mot est très effacé ; c'est un substitut très incomplet ; il n'est guère qu'une marque, une étiquette, comme le geste ; il n'en diffère que par l'avenir qu'il porte en lui. L'étude de la marche ascendante de la généralisation est, en effet, l'étude des phases successives d'émancipation du mot jusqu'au moment où il devient prépondérant, dominateur. Au stade actuel, qu'on pourrait dénommer justement *concret-abstrait*, il n'est pas encore émancipé ; il est mineur, en tutelle.

Prenons tour à tour les substantifs, les adjectifs et les verbes.

Pour les indigènes d'Hawaï, dit Max Müller (*Nouv. Leçons sur la science du langage*, t. II, p. 19), il n'existe qu'un seul mot « aloba » pour signifier amour, amitié, estime, reconnaissance, bienveillance, etc. ; mais, d'un autre côté, des mots très nombreux pour exprimer les variétés de direction ou de force du vent : ce qui prouve encore une fois combien à l'origine l'abstraction ou dissociation est régie par des causes pratiques. — Dans les langues barbares, il y a des termes pour désigner non seu-

génies ; c'est le règne du concret. Un progrès consiste à subordonner le génie de chaque arbre au dieu de la forêt, les divers génies d'un fleuve au dieu du fleuve, etc. A un degré plus haut, l'esprit constitue un seul Dieu pour l'eau, un seul pour le feu, un seul pour la terre, etc. On a ainsi des génies d'origine individuelle, spécifique, générique.

lement chaque espèce de chien, mais leur âge, la couleur de leur poil, leurs qualités bonnes ou mauvaises, etc. De même pour le cheval : des mots spéciaux désignent ses variétés, tous les mouvements qu'il se donne ; ils indiquent s'il est monté, non monté, épouvanté, s'il se détache, etc. — Les Américains du Nord ont des mots spéciaux pour le chêne noir, le chêne blanc et le chêne rouge, mais aucun pour le chêne en général ; à plus forte raison pour arbre en général. Les indigènes du Brésil peuvent dénommer les différentes parties du corps, mais non le corps en général (Lubbock). — Chez plusieurs peuples de l'Océanie, un vocable spécial est employé pour la queue d'un chien, un autre pour celle d'un mouton, etc., mais on ne peut désigner une queue en général. De même, aucun terme pour désigner la vache, mais des mots distincts pour la vache rouge, blanche, brune (Sayce).

Il y a cependant des cas de progrès très nets dans la généralisation ; la signification d'un mot s'étend ; de spécifique il devient générique. On saisit sur le vif cette métamorphose chez les Finnois et les Lapons. Les premiers ont un nom pour le moindre ruisseau, mais pas un pour dire fleuve : de même à l'origine, un mot pour chaque doigt, aucun pour doigt en général ; mais, ultérieurement, le terme qui désignait le pouce seul en est venu à désigner *tous* les doigts. Chez les seconds, quelques tribus qui avaient une dénomination spéciale pour chaque espèce de baie, en ont adopté une qui sert pour toutes les espèces (Max Müller).

Mêmes remarques sur la pauvreté de l'adjectif, le terme abstrait par excellence. On a souvent cité le cas des Tasmaniens qui ne peuvent exprimer les qualités que par des représentations concrètes : dur = comme une pierre ; long = jambes; rond = comme une boule, comme la lune, etc. (Lubbock). Un cas moins connu, que les linguistes appellent « concrétisme », se rencontre même dans certains idiomes assez développés, comme une survivance de l'époque où l'esprit ne pouvait se détacher du concret ni se passer d'une qualification complète et détaillée. On ne dit pas : dix marchands, cinq poules; mais, marchands dix hommes, poules cinq oiseaux, et ainsi de suite pour les cas similaires.

Nons savons que le verbe peut exprimer tous les degrés de l'abstraction et de la généralisation aussi bien que l'adjectif et le substantif. Au stade actuel, il répète exactement le type (décrit plus haut) du substantif avec sa multiplicité encombrante, faute d'une généralisation pourtant bien simple, à notre jugement. Les Indiens du Nord de l'Amérique ont des mots particuliers pour dire : laver sa figure, la figure d'un autre, le linge, les ustensiles, etc. ; en tout trente mots, mais aucun pour laver en général. De même pour dire : manger du pain, des fruits, de la viande, etc. ; pour frapper du pied, de la main, de la hache, etc. ; pour couper du bois, de la viande ou tout autre objet, il y a des termes spéciaux, mais aucun terme pour dire simplement : manger, frapper, couper (Sayce; Hovelacque). Par contre, notons un cas de transition analogue à celui des Lapons et des Finnois. Certaines tribus du Brésil ont quelques verbes à signification générale simple : boire, manger, danser, voir, etc., et même aimer, remercier, etc. (Lubbock).

Je ne multiplierai pas les exemples : ceux-ci suffisent à mettre en relief une impuissance extrême pour généraliser, dès que l'esprit perd son point d'appui dans le concret. On pourrait rappeler aussi la difficulté tant de fois signalée par les missionnaires : il leur est presque impossible, même en créant des mots nouveaux ou en changeant la signification des autres, de traduire les Livres saints, dans ces idiomes si pauvres en termes concrets.

2° La *numération*, prise dans l'ensemble de son développement, nous paraît divisible en trois périodes principales : la numération concrète, précédemment étudiée chez les animaux et les enfants ; la numération concrète-abstraite qui nous occupe présentement ; la numération purement abstraite que nous examinerons plus tard et qui se traduit par la constitution de l'arithmétique.

Nous avons vu la parole si humble à l'origine, qu'elle a besoin du geste qui la complète et l'éclaircit. Dans sa période concrète-abstraite, la numération est dans une situation tout à fait analogue. D'abord, elle a peu d'extension : elle ne s'éloigne que lentement et péniblement de l'unité. De plus, elle ne s'opère que soutenue par le concret ; il y a nécessité d'un accompagnement matériel. On compte en énonçant des mots, mais surtout avec l'aide des objets dénombrés qui sont perçus en même temps — ou avec l'aide des doigts ; et remarquons que ceci est déjà un premier essai de substitution. Il y a simultanément numération concrète ou digitale et numération verbale (1).

On sait que beaucoup de tribus australiennes et sud-

(1) On trouvera des documents très abondants sur cette question dans Tylor, *Primitive Culture*, t. I, ch. VII (qui y est consacré tout entier).

américaines ne comptent verbalement que jusqu'à deux ; quelques-unes disent : deux-un = trois ; deux-deux = quatre ; quelques autres par le même procédé s'élèvent jusqu'à six (deux-trois = cinq ; trois-trois = six) ; puis tout le reste est « beaucoup ». Le plus souvent ils comptent sans mots, à l'aide des doigts ou des articulations ; même lorsqu'ils possèdent des mots, les deux numérations — digitale et verbale — se font simultanément (1).

Cette manière de compter est surtout concrète ; la forme concrète-abstraite ne s'y révèle qu'à l'état embryonnaire. Un grand progrès qui s'est produit assez tôt chez beaucoup de peuples, consiste à compter par cinq, en prenant la main (les cinq doigts) comme unité nouvelle supérieure à

(1) Dans le récit de ses voyages chez les Dammaras (Afrique tropicale), Galton dit : « Dans la pratique, quels que soient les termes que possède leur langue, ils n'emploient pas d'adjectif numéral supérieur à trois. Quand ils veulent arriver à quatre, ils font usage de leurs doigts qui sont pour eux un instrument de calcul aussi formidable que pourrait l'être une machine à calculer pour un écolier européen. Ils sont perdus quand il faut dépasser cinq, car ils n'ont plus alors de main libre pour saisir les unités. Cependant ils perdent rarement un bœuf, non pas parce que le troupeau a diminué en nombre, mais parce qu'il leur manque une figure de connaissance. » [Ceci est à rapprocher de ce que nous avons dit plus haut, ch. I, sur la prétendue numération des animaux et des petits enfants.] « Quand on leur achète des moutons, ils vendent chacun d'eux séparément. Ainsi, supposons que deux rouleaux soient le prix d'un mouton : on embarrasserait fort un Dammara en prenant deux moutons et en lui donnant quatre rouleaux. Je l'ai fait un jour. L'homme mit de côté deux rouleaux et regarda un des moutons. Convaincu que le mouton était payé, il vit, à sa grande surprise, qu'il lui restait encore deux rouleaux dans la main, prix du second mouton. Un doute lui vint ; il reprit les deux premiers rouleaux et se trouva enfin tellement embarrassé, regardant tantôt les moutons tantôt les rouleaux, qu'il rompit le marché. Il ne voulut le conclure que quand je lui mis deux rouleaux dans la main en emmenant un mouton, puis deux autres rouleaux en emmenant un second mouton. » Galton rapporte beaucoup d'autres faits analogues dont il a été témoin ou acteur.

l'unité simple. On dit alors : une main = 5 ; deux mains ou un demi-homme = 10 ; deux mains, un pied = 15 ; deux mains, deux pieds ou un homme = 20. Telle est évidemment l'origine des numérations quinaire, décimale, vigésimale. Parfois les doigts, comme instruments de numération, ont été remplacés par des objets à nombre typique. Ex. : 1 = lune ou soleil ; 2 = les yeux ou les jambes, etc.

Quelque variés que soient ces procédés, car nous ne les mentionnons pas tous, suivant les races et les temps, ils sont identiques quant au fond pour le psychologue. Ils se réduisent à ceci : la numération se fait surtout avec l'aide des perceptions sensibles ; le mot n'est qu'un accompagnement insignifiant, une superfétation ; il n'existe que par surcroît et est si peu utile que, le plus souvent, on s'en passe.

Quoiqu'on en ait parlé moins souvent, remarquons que la mesure de la quantité *continue* a débuté elle aussi par la même phase concrète-abstraite ; et elle s'est produite assez tôt, suscitée par des besoins pratiques et des nécessités sociales. Ainsi nous trouvons à l'origine le pied, le doigt, le pouce, la palestre (largeur des quatre doigts), l'empan, la coudée, la brasse, etc., le stade (distance qu'un bon coureur pouvait parcourir sans s'arrêter). Le caractère concret de ces mesures est évident. Nous en avons encore des survivances dans certaines locutions courantes, comme une journée de marche. Il y a plus ; elles ont un caractère *humain*, ayant pour étalon et point de repère, du moins au début, certaines parties du corps ou une somme déterminée de mouvements musculaires. Peu à peu, elles ont perdu leur signification originelle pour acheminer, à travers des siècles, à notre système métrique, type d'une construction savante, réfléchie, rationnellement abstraite, dépouillée autant que possible de tout anthropomorphisme.

En récapitulant dans sa mémoire les exemples cités, le lecteur sera probablement fixé sur la nature de ces formes inférieures, mieux que par de longues dissertations. Le niveau intellectuel qu'elles laissent transparaître est-il de beaucoup supérieur à celui des images génériques? C'est douteux. Parfois il n'y a guère pour les différencier que la présence du mot : pour le moment, il fait pauvre figure ; mais, si humble qu'il soit, il annonce un monde nouveau où sa place deviendra la première.

II

Ce qui va suivre est une étude de transition. En passant des formes inférieures aux formes *supérieures* de l'abstraction moyenne, nous parcourons la région intermédiaire entre les états immédiatement superposés aux images génériques et les plus hauts concepts : à vrai dire, en terminant ce chapitre, nous serons contraints de pénétrer quelque peu dans cette région extrême.

Au risque d'être accusé de répétition, il faut tout d'abord indiquer par quels caractères les notions générales qui nous occupent actuellement se distinguent des abstractions qui sont au-dessous et des abstractions qui sont au-dessus. Je résume ces différences aussi brièvement que possible.

Dans la phase concrète-abstraite (que nous quittons) la

notion générale ou soi-disant telle, est constituée par des éléments concrets, *plus* le mot dont l'office de substitution est faible ou nul.

Dans la phase abstraite (où nous entrons), le concept est constitué par une image évoquée ou évocable, qui peut avoir tous les degrés depuis la représentation nette jusqu'au pur schéma simplement entrevu, *plus* le mot qui devient l'élément principal. Nous pensons ces concepts surtout avec les mots.

Dans la phase des abstraits supérieurs (à étudier ultérieurement), aucune représentation sensible ne surgit ou, si elle apparaît, la pensée ne trouve en elle qu'un appui douteux, souvent une entrave : quant au mot, il a conquis dans la conscience la maîtrise absolue.

Pris dans sa totalité, le développement psychologique nous montre un phénomène complexe, un composé binaire, dont l'un des éléments va toujours en croissant, l'autre toujours en décroissant : le mot passe du néant à l'autocratie ; le concret passe de la plénitude de l'être au néant.

Revenons aux formes supérieures de l'abstraction moyenne, car nous ne pouvons nous contenter d'une détermination purement théorique. Il faut les caractériser nettement par des exemples : or cette tentative est assez embarrassante. Faut-il choisir la numération ? Mais, dès qu'elle sort de la période concrète-abstraite, elle trouve sa loi de formation et nous introduit tout de suite dans l'abstraction pure. Faut-il avoir recours au langage ? Ce procédé peut paraître convenable, puisque les idées générales qui nous occupent constituent le fond de nos langues modernes, très civilisées, où, d'autre part, les concepts les plus élevés (mathématiques, métaphysiques, etc.), ne se rencontrent que rarement et par accident. On pourrait à la rigueur dépouiller un dictionnaire, en extraire tous les termes généraux, élimination faite des mots purement scientifiques et les classer suivant leur ordre croissant de généralité. Mais ce procédé, outre qu'il serait très fastidieux, incapable de se plier à une exposition claire pour le lecteur, aurait le défaut capital d'être arbitraire ; car, comment établir une commune mesure entre ces termes généraux, issus des sources les plus diverses de l'activité humaine (1) ?

Il m'a semblé que la meilleure méthode à suivre, c'est de prendre pour base les classifications des naturalistes, en suivant l'histoire de leurs développements. Nous avons, en effet, l'avantage de nous appuyer sur des documents

(1) Wundt (*Logik*, t. I, pp. 113 et suiv.) a donné une classification des concepts qu'il juge complète, mais qui ne répond pas à notre dessein. En voici le sommaire. Quatre classes : I. Concepts identiques ou équipollents : Aristote = le précepteur d'Alexandre. II. Concepts subordonnés ou surordonnés : Mammifères et vertébrés, etc. III. Concepts coordonnés, comprenant cinq espèces : 1° Concepts disjonctifs : bruit et son, Français et Allemands, etc. Ils sont subordonnés à un concept plus large. 2° Concepts corrélatifs, à rapport réciproque : homme et femme, montagne et vallée. 3° Concepts contraires : haut et bas, bon et mauvais. 4° Concepts contingents, c'est-à-dire qui se touchent, entre lesquels il y a de très petites différences perceptibles. Cette catégorie, très importante, est celle qui contient les nombres. 5° Concepts interférents, qui se recouvrent ou se croisent en partie : nègre et esclave, rectangle et parallélogramme. IV. Concepts dépendants l'un de l'autre. Exemple : espace et mouvement, crime et punition, offre et demande, travail et salaire. — Ce tableau peut convenir au logicien, mais non au psychologue, parce que les concepts y sont présentés sous une forme que j'appelle statique, c'est-à-dire tout formés : or nous les considérons sous leur forme dynamique, c'est-à-dire dans leur devenir et leur ordre de genèse.

positifs, puisqu'elles s'appliquent à des êtres concrets et se constituent d'après des caractères pris dans l'expérience ; puisqu'elles exigent une marche ascendante de l'individu aux notions les plus générales, suivant une filiation méthodique; puisqu'elles opèrent sur des êtres vivants ou des objets de même nature, ayant par conséquent entre eux une commune mesure. Nous allons voir que l'histoire, même très sommaire, de ces classifications est instructive : elle montre le passage progressif des notions concrètes-abstraites à des concepts de plus en plus abstraits, de la constatation des ressemblances grossières à la recherche des ressemblances subtiles, de la période de l'assimilation à celle où la dissociation prédomine.

Entre ces classifications diverses, je choisis celles des zoologistes, parce qu'elles m'ont paru les plus nombreuses, les plus complètes, les mieux élaborées. Au reste, les remarques qui vont suivre pourraient s'appliquer tout aussi bien, *mutatis mutandis*, aux classifications des botanistes. Il n'y a pas besoin d'ajouter que notre étude est strictement psychologique, qu'elle a pour objet non la valeur absolue des classifications, mais la détermination des procédés suivis par l'esprit humain, à mesure que la taxonomie zoologique s'est constituée.

Nous trouvons au début une période pré-scientifique sur laquelle nous sommes assez mal renseignés ; car ces essais de classifications diffèrent suivant les temps et les races. La Bible, les livres hindous, les poètes et historiens primitifs de la Grèce, nous fournissent pourtant des indications suffisantes pour comprendre comment l'homme a classé les êtres vivants, à l'origine. Ordinairement, la répartition se fait d'abord en trois grandes catégories, suivant que les animaux vivent dans l'eau ou vivent sur la terre ou volent dans l'air. Les subdivisions sont étranges. Ainsi, pour les animaux terrestres, il y a ceux qui marchent et ceux qui rampent : dans ce dernier groupe se trouvent pêle-mêle des articulés, des mollusques, des reptiles, des amphibies. Parmi les animaux aériens, il y a les oiseaux et beaucoup d'insectes qui volent. Ces classifications primitives reposent sur les perceptions bien plus que sur des abstractions,ou du moins elles n'ont pour base que des ressemblances superficielles. Le milieu habituel : air, eau, terre, détermine les grandes classes. Un caractère facile à saisir détermine les subdivisions : le vol (oiseaux, insectes), la locomotion (marcher, ramper). Le procédé employé n'est plus très supérieur à celui qui forme les images génériques ; et, dans l'ordre des classifications, ce moment répond à la période concrète-abstraite des langues, numérations et religions primitives, c'est-à-dire à une généralisation grossière fixée par un mot.

La période scientifique commence avec Aristote. On a soutenu qu'il est redevable de nombreux emprunts à des précédesseurs qu'il n'a pas cités : ce point d'histoire est sans intérêt pour nous. Avec lui, ou sous son nom, commence l'anatomie comparée qui suppose un travail préliminaire d'analyse, inconnu à la période pré-scientifique et qui marque le passage des ressemblances apparentes, superficielles, aux ressemblances profondes, essentielles. Toutefois, sa classification est très imparfaite, souvent inconsistante ; elle porte l'empreinte d'une époque de transition.

Sa terminologie est pauvre, mal fixée, flottante. Il ne distingue guère que deux sortes de groupes : le genre (γένος) et l'espèce (εἶδος). « Mais le terme γένος a la signification la moins constante; il sert à désigner indistinctement tout groupe d'espèces quelle qu'en soit l'étendue, aussi bien ce que nous appelons aujourd'hui des classes que d'autres groupes inférieurs (1). » Parfois cependant Aristote parle de grands genres (γένη μεγάλα) et de très grands genres (γένη μέγιστα), mais sans préciser leurs marques. On a dit que la pénurie de mots a été pour lui un obstacle : cette raison n'est guère plausible, puisqu'il a bien su créer le mot ἔντομα pour désigner les insectes. L'obstacle véritable est dans la détermination insuffisante des caractères.

Indépendamment de la nomenclature, « bien qu'Aristote connût un assez grand nombre d'animaux, l'idée de les grouper dans un ordre déterminé, permettant d'exprimer leur degré plus ou moins grand de ressemblance, ne paraît pas s'être présentée à son esprit. Il n'a donc pas tenté ce que nous appelons une classification. Il compare de toutes les façons possibles les animaux les uns aux autres et cherche à réduire en propositions générales le résultat de ses comparaisons ». Il arrive ainsi à des rapproehements tantôt importants, tantôt sans importance. Exemple : Parmi les animaux, les uns ont du sang, d'autres de la lymphe qui en tient lieu : cette division, malgré l'erreur qui lui sert de base, répond en gros à la distinction des vertébrés et des invertébrés. Les animaux « qui ont du

(1) Pour les détails, avec citations à l'appui, consulter Agassiz : *De l'espèce*, ch. III, et E. Perrier, *la Philosophie zoologique avant Darwin*, ch. II.

sang » sont subdivisés en vivipares et ovipares. Ailleurs les animaux qui volent sont répartis en trois catégories, suivant qu'ils ont des ailes garnies de plume (oiseaux) ou formées par un repli de la peau (chauves-souris) ou sèches, minces et membraneuses (insectes). Puis on trouve une division des animaux en aquatiques et terrestres, sociaux et solitaires, migrateurs et sédentaires, diurnes et nocturnes, privés et sauvages, etc.

En somme, il y a coexistence de deux procédés : l'un scientifique qui suppose une analyse préalable; l'autre d'observation commune qui ne diffère pas sensiblement des classifications concrètes-abstraites ; et l'idée d'une hiérarchie formée par des abstraits d'abstraits, d'un arrangement systématique du règne animal, n'apparaît pas encore. Mais l'œuvre d'Aristote, en raison même de sa nature composite, est intéressante pour le psychologue qui étudie l'évolution de la faculté d'abstraire et de généraliser.

Sautons par-dessus deux mille ans, durant lesquels aucun progrès ne se fit, jusqu'à Linné. « Il fut le premier homme qui ait conçu distinctement l'idée d'exprimer, sous une formule définie, ce qu'il croyait être le système de la nature ». Sa nomenclature est fixée. Sous les noms de classes (*genus summum*), ordres (*genus intermedium*), genres (*genus proximum*), espèces, variétés, il pose des subdivisions de valeur décroissante, embrassant un nombre, plus ou moins grand, d'animaux qui tous présentent en commun des attributs plus ou moins généraux. Il poursuit la recherche des caractères fondamentaux, des ressemblances *essentielles*, corrigeant sans cesse son œuvre première. Ainsi à la onzième édition seulement du

Systema naturæ la classe des « Quadrupèdes » devient celle des Mammifères; les Cétacés rentrent dans cette classe et non plus dans celle des poissons ; les chauves-souris de même et non plus dans celle des oiseaux, etc. (1). Quelle que puisse être leur valeur objective, nous trouvons ici un vrai système de concepts rationnels.

Mentionnons encore Cuvier pour la netteté avec laquelle il sépare les caractères dominateurs et les caractères subordonnés : « Si l'on considère, dit-il, le règne animal d'après les principes que nous venons de poser, en n'ayant égard qu'à l'organisation et à la nature des animaux, et non pas à leur grandeur, à leur utilité, au plus ou moins de connaissance que nous en avons, ni à toutes les circonstances accessoires, on trouvera qu'il existe quatre formes principales, quatre plans généraux si l'on peut s'exprimer ainsi, d'après lesquels les animaux semblent avoir été modelés, etc. » On sait que ces quatre embranchements (mot nouveau qu'il a créé) et pour lui irréductibles, étaient ceux des Vertébrés, Articulés, Mollusques et Rayonnés.

Enfin, le progrès de l'abstraction et de la généralisation consécutive consistant à rechercher sans cesse des extraits d'extraits et des simplifications de simplifications, le mouvement naturel de l'esprit tend fatalement vers l'unité pure, comme but suprême. Cette dernière phase appar-

(1) Agassiz, *ouv. cité.* On y trouvera le résumé de ces perfectionnements successifs. Ils sont intéressants non seulement pour le zoologiste, mais pour nous qui suivons la prépondérance toujours croissante de l'analyse et la recherche des caractères fondamentaux, à l'exclusion des ressemblances extérieures qui ont servi de base aux classifications primitives.

tient au XIXe siècle et surtout à l'époque contemporaine. Elle vient de diverses sources et a pris diverses formes :

Spéculative dans l'école de Schelling. Pour son plus haut représentant, Oken, l'homme est le prototype et la mesure de l'organisation animale ; tous les animaux sont construits sur son patron. « Leur corps est en quelque sorte le corps de l'homme analysé ; les organes humains vivent soit isolément, soit sous diverses combinaisons, à l'état d'animaux indépendants. Chacune de ces combinaisons constitue une classe. »

Embryologique après les travaux de Von Baer. Tandis que Cuvier, pour classer, menait de front l'anatomie et la morphologie, un système nouveau se fait jour, fondé sur le seul développement : le système embryologique. A la vérité, la conception de Baer n'était pas unitaire, puisqu'il admettait quatre types : périphérique (rayonnés), massif (mollusques), longitudinal (articulés), à symétrie double (vertébrés). Mais, peu à peu, chez ses successeurs se dégage et s'affirme le principe tant de fois répété : l'animal de l'organisation la plus élevée passe, durant son développement individuel, à travers des phases qui, chez des êtres moins élevés, sont des états permanents ; ou, plus brièvement, chez les animaux supérieurs, l'ontogenèse est une répétition de la phylogenèse.

Transformiste, qui, avec ses partisans les plus hardis, comme Haeckel, adopte une conception rigoureusement unitaire : tous les innombrables exemplaires du règne animal sont issus d'une même et commune souche.

Au fond de toutes, il y a l'entraînement de l'esprit vers l'idée d'une unité originelle. Il n'importe pas pour le moment d'examiner si ce concept de l'unité idéale (on aurait pu rappeler aussi le végétal idéal de Gœthe et le vertébré idéal de Richard Owen) est un leurre ou une légitime prise de possession de la vérité : nous y reviendrons plus tard, en discutant la valeur *objective* des notions de genre et d'espèce (ch. V, sect. VI). Actuellement, le procédé *subjectif*, psychologique, nous intéresse seul.

Ce qui précède n'a pas la prétention d'être une histoire même écourtée des classifications zoologiques ; mais de montrer à l'aide des faits : 1° comment une hiérarchie de concepts se constitue et, par le travail des siècles, passe de la période des images génériques à l'idéal de l'unité embryologique, commune à tous les êtres ; 2° comment le travail de dissociation et d'analyse a été toujours en augmentant, en quête de ressemblances de plus en plus difficiles à découvrir — souvent même fragiles ou douteuses — pour ne s'arrêter qu'à l'unité, abstraction suprême.

Nous voici au seuil de la période ultime de l'abstraction, celle du symbolisme complet, et il n'est pas sans intérêt de noter que ce qui se passe dans l'ordre théorique a son équivalent dans une autre forme de l'activité humaine — dans l'ordre pratique, — où le mécanisme de l'échange s'est développé lui aussi à l'aide d'une substitution toujours croissante. Ainsi, au plus bas degré, toute transaction commerciale se réduit au troc, à l'échange en nature ; on donne du concret pour du concret : c'est le procédé des peuples primitifs. Un pas immense a été franchi, lorsqu'à ce procédé rudimentaire succéda l'emploi des métaux précieux : on substitua une valeur qui servit de commune mesure aux autres valeurs. On sait que l'argent et l'or, sous forme de poudre ou de petits lingots, étaient à l'origine pesés par les contractants pour chaque transaction particulière. Puis, à ce procédé incommode, s'est substitué la frappe de la monnaie par les soins et sous le contrôle d'un chef ou de l'agrégat social, ce qui confère à l'instrument d'échange une valeur générale. Puis, bien plus tard, à l'or et à l'argent se substituent la lettre de change, le billet de banque et les nombreuses formes de la monnaie fiduciaire; en sorte qu'une feuille de papier qui ne vaut pas un centime peut devenir le symbole de millions et même de milliards.

Cette ressemblance des deux cas n'est pas fortuite. Elle a sa base dans l'identité du procédé psychologique qui est une substitution à degrés ascendants, une simplification toujours croissante, soit dans l'ordre des recherches spéculatives, soit dans le domaine des transactions commerciales : et, de même que le papier-symbole, s'il n'est finalement convertible en objets de consommation, nécessaires ou frivoles, est un pur néant qu'on peut entasser dans sa caisse sans rien posséder que des apparences ; de même, si les plus hauts symboles de l'abstraction ne sont réductibles aux données de l'expérience, on peut, comme il arrive trop souvent, entasser, manipuler, échafauder des concepts et être en état de banqueroute intellectuelle permanente.

CHAPITRE IV

LES FORMES SUPÉRIEURES DE L'ABSTRACTION. LEUR NATURE

Avant d'aborder l'étude des principaux concepts, afin de déterminer pour chacun d'eux séparément les conditions de leur genèse et de leur développement, comme nous l'avons fait pour l'abstraction prise en général, il nous faut éclaircir, s'il est possible, une question très controversée : la nature psychologique des concepts à symbolisme pur, où le mot paraît le seul élément qui existe dans la conscience. Est-il vrai que nous pouvons penser effectivement et utilement avec des mots, — rien qu'avec des mots, — comme on l'a soutenu à satiété ? Cette assertion n'est-elle pas fondée sur la méconnaissance ou l'oubli d'un facteur qui, quoiqu'il n'entre pas dans la conscience, n'en est pas moins existant et agissant ? L'examen de cette question est le principal objet de ce chapitre.

Il n'est pas nécessaire d'exposer longuement les recherches faites durant ces trente dernières années sur le siège et la nature des images. Toutefois, comme elles ont servi de point de départ à l'enquête qui va suivre, il est bon d'en résumer les résultats très brièvement.

On admet généralement que l'image occupe le même siège que la perception, dont elle est un résidu affaibli et incomplet ; c'est-à-dire que, pour se produire dans la conscience, elle exige la mise en activité de certaines portions déterminées des centres cérébraux. L'énergie de la faculté représentative ne varie pas seulement d'un individu à un autre d'une manière générale : il y a, en fait, des formes particulières d'imagination, constituées par la prédominance très marquée d'un groupe particulier de représentations, visuelles, auditives, musculaires, olfactives, gustatives. L'observation normale et surtout les documents pathologiques ont permis ainsi de déterminer certains types. On peut admettre — ce qui est d'ailleurs une simple hypothèse difficile à vérifier — un type « mixte » ou « indifférent », dans lequel les diverses espèces de sensations seraient représentées par des images correspondantes, également nettes et vivaces, sans prédominance marquée d'un groupe, en tenant compte nécessairement de leur importance relative : car il est clair que chez l'homme, par exemple, les images visuelles et les images olfactives ne peuvent être équivalentes quant à leur importance absolue. Ce type indifférent exclus, on trouve trois principaux types purs : visuel, auditif, musculaire ou moteur, c'est-à-dire une tendance à se représenter les choses en termes empruntés à la vision, on aux sons, ou aux mouvements. En poussant plus loin ces recherches, on a pu constater que ces types eux-mêmes comportent des variétés ou sous-types. Ainsi, on peut avoir une faculté de représentation très vive pour les formes visuelles complexes (visages, paysages, monuments), très faible pour les signes graphiques (mots imprimés ou écrits), et ainsi de suite.

Les travaux nombreux consacrés à ce sujet, trop connus pour que j'insiste, conduisent à cette conclusion : il n'existe pas une faculté d'imagination en général; c'est un terme vague désignant des variétés individuelles fort différentes ; celles-ci seules ont une réalité psychologique et seules sont importantes à connaître pour le mécanisme de l'esprit.

N'en serait-il pas de même pour la faculté de concevoir ? Le mot « idée générale » ou « concept » ne serait-il pas, dans son genre, l'équivalent du mot image, c'est-à-dire une formule vague, ayant sa réalité psychologique dans des types ou variétés encore indéterminés ? Le problème que l'on s'est posé pour les images, je le pose ici pour les idées, en reconnaissant qu'il est beaucoup plus obscur. Les conditions psychophysiologiques de l'existence des concepts sont à peu près inconnues ; c'est une *terra incognita* où la psychologie nouvelle ne s'est guère aventurée, où il eût même été chimérique d'aborder avant l'étude préalable de l'image.

I

La question que je me suis proposé d'élucider est très modeste, très limitée, très circonscrite, et ne représente qu'une partie du problème indiqué ci-dessus. Elle peut pourtant nous apprendre quelque chose sur la nature intime des concepts. La voici :

Lorsqu'on pense, entend ou lit un terme général, qu'y a-t-il en sus du signe, dans la conscience, *immédiatement et sans réflexion ?*

Je souligne ces derniers mots à dessein, pour bien mettre en lumière mon principal but, qui était de découvrir le travail *instantané* (conscient ou inconscient) qui se produit, en pareil cas, chez des personnes dont les habitudes d'esprit sont très différentes. J'ai visé à exclure autant que possible la réflexion et à saisir l'état mental sur le vif. Les esprits, même les moins aptes à l'abstraction, parviennent avec du temps et de l'effort à traduire bien ou mal les termes généraux ou à leur substituer un simulacre de définition tronquée et boiteuse. C'est un travail du second moment que j'ai essayé de supprimer pour m'en tenir au premier moment, pour tâcher de déterminer ce que le mot évoque immédiatement (1) et en quelle mesure cela diffère suivant les individus.

Pour que les réponses soient plus exactement comparables, je n'ai interrogé que des adultes des deux sexes, à l'exclusion de tout enfant. Il était indispensable de comprendre dans mon enquête des gens très dissemblables par leur degré de culture, leur tournure d'esprit et leurs habitudes professionnelles. J'énumère les principales catégories : mathématiciens, physiciens, médecins, érudits, philosophes, peintres, musiciens, architectes, gens du monde, femmes, romanciers, poètes, ouvriers, paysans.

(1) Sous ce titre, *Observations sur les termes généraux*, je trouve dans *The American Journal of Psychology*, t. III, n° 1, p. 144 (janvier 1890), les résultats d'une enquête faite sur 113 écoliers de treize à dix-huit ans. On écrivait les mots : être, infini, littérature, abstraction, nombre, froid, horreur, etc., etc. ; « on leur donnait quelques moments pour transcrire leurs impressions », qui étaient ensuite recueillies. Le résumé des réponses n'est pas sans intérêt, mais l'on peut voir que le but poursuivi était fort différent du mien.

Ces derniers ont répondu d'une façon si peu claire, que je considère ces documents comme nuls ; ils laisseraient une trop large part à mon interprétation personnelle. Le total des personnes interrogées s'élève à 103.

J'ai toujours procédé de la même manière, en disant au sujet : « Je vais prononcer plusieurs mots ; je vous prie de me dire immédiatement et sans réflexion, si ce mot n'évoque rien dans votre esprit, ou s'il évoque quelque chose et quoi ? » La réponse était notée aussitôt ; si elle tardait plus de cinq à sept secondes, elle était considérée comme nulle ou douteuse. Pour les sujets naïfs, j'avais recours à un entraînement préalable : avant de prononcer les mots abstraits, j'employais des termes concrets (désignant un monument, une personne) propres à évoquer une simple image ; puis l'impulsion donnée, j'entamais l'énumération des termes généraux.

Les mots qui ont servi de matière à l'enquête sont au nombre de 14, allant du concret à l'abstraction la plus haute. Ils ont été énoncés dans un ordre indifférent. Les voici : *chien*, *animal*, *couleur*, *forme*, *justice*, *bonté*, *vertu*, *loi* (1), *nombre*, *force*, *temps*, *rapport*, *cause*, *infini*.

L'enquête a toujours été faite oralement, jamais par écrit, en ayant grand soin de ne pas prévenir la personne du but que je poursuivais, sinon après : ce qui m'a valu dans certains cas des éclaircissements intéressants. La nature même

(1) Le mot *loi* a été choisi à dessein à cause de son sens équivoque : lois physiques, lois morales ou sociales. L'immense majorité des réponses a été dans le sens juridique. Ex. : Code, Lois des XII Tables, un juge, une femme avec des balances, etc.

de mon procédé m'a empêché de l'étendre autant que j'aurais voulu. Je ne pouvais, à la manière anglaise, user de questionnaires imprimés et largement distribués dans le public, puisqu'il fallait noter sur-le-champ la réponse spontanée, non corrigée par la réflexion ultérieure. De plus, il me fallait des sujets vierges, ignorant mon dessein : aussi ai-je éliminé tous ceux que j'ai soupçonnés d'en avoir une connaissance même indirecte.

La plupart ont été interrrogés sur les 14 termes sus-énoncés, les autres sur quelques-uns seulement ; en sorte que le total des réponses dépasse 900. Il ne peut être question de les publier ici, ce qui serait un fatras bien inutile. Ce ne sont que des documents qu'il s'agit d'interpréter. Or il me semble qu'il en ressort trois types principaux ou purs, sans parler des cas frustes ou mixtes : je les appelle le type *concret*, le type *visuel typographique*, le type *auditif*. Chacun de ces trois types répond à une façon particulière de se représenter l'idée générale. Nous allons les étudier séparément.

I. Type concret. — Le mot abstrait éveille presque toujours une *image*, vague ou précise, ordinairement visuelle, quelquefois musculaire. Il n'est pas un simple signe, il ne représente pas une substitution totale, il n'est pas sec et réduit à lui-même. Il se transforme immédiatement et spontanément en un concret. En fait, les personnes de ce type ne pensent que par images. Le mot n'est pour elles qu'une sorte de véhicule, un instrument social pour se comprendre et se faire comprendre. Quand une série de termes généraux ou abstraits se déroule dans leur esprit, ce qui se déroule, en réalité, c'est une série de concrets, sauf pour les mots très abstraits qui « n'évoquent rien ». C'est une réponse que j'ai très souvent recueillie et qui, en raison de son importance, sera étudiée séparément dans la suite de ce chapitre.

Le type concret m'a paru de beaucoup le plus répandu : il existe presque exclusivement chez les femmes, les artistes et tous ceux qui n'ont pas l'habitude des abstractions scientifiques. Parmi les très nombreuses observations qui appartiennent à ce type, je choisis quelques échantillons.

Un peintre. *Cause :* rien. *Rapport :* rapport de tons; récit, rapport écrit. *Loi :* juges en robe rouge. *Nombre :* vague. *Couleur :* opposition du vert d'une plante et du rouge d'une draperie. *Forme :* un bloc rond, une épaule de femme. *Son :* un murmure. *Chien :* les oreilles d'un chien qui court. *Animal :* un ensemble vague comme dans certains tableaux hollandais. *Force :* il abat les mains pour donner un coup de poing. *Bonté :* sa mère jeune, vue vaguement. *Temps :* Saturne avec sa faux. *Infini :* un trou noir.

Une femme. *Cause :* j'ai été cause des succès de son fils. *Loi :* le gouvernement est mauvais. *Couleur :* voit un tableau impressionniste de son fils. *Forme :* nomme une personne belle. *Bonté* et *Vertu :* nomme deux personnes ayant chacune cette qualité. *Force :* voit des lutteurs. *Rapport :* rapports sociaux, entre mari et femme. *Justice :* voit une salle d'audience et des juges. *Chien :* voit un chien qui a mordu un de ses parents. *Infini :* rien. *Temps :* un métronome.

Ces deux interrogatoires sont complets. Je pourrais procéder d'une autre manière: prendre chacun des termes généraux (loi, cause, nombre, etc.) et énumérer les réponses obtenues, parmi lesquelles il s'en trouve souvent d'identiques. Cette énumération serait très longue et superflue. Je ne puis cependant omettre quelques remarques de détail.

Pour le mot *cause*, plusieurs personnes (femmes, artistes, gens du monde) ont répondu : « cause célèbre », « procès célèbre », et le plus souvent en ont désigné un, d'ordinaire récent. La première fois, cette réponse m'a contrarié et m'a semblée inutile pour mon questionnaire. Plus tard, au contraire, je l'ai jugée instructive, parce qu'elle caractérise mieux qu'une définition le type que je nomme concret et le tour particulier de ce genre d'esprit, pour qui le sens abstrait ne se présente pas, au moins dès l'abord.

Je note aussi deux réponses qui m'ont été données immédiatement par un peintre célèbre : *Nombre :* je vois beaucoup de points brillants. *Loi :* je vois des lignes parallèles. (Est-ce l'idée inconsciente du nivellement par la loi ?)

Les termes *bonté* et *vertu* ont donné lieu à des réponses très faciles à résumer : elles forment deux catégories : 1° rien ; cette réponse n'appartient pas au type concret ; 2° une personne déterminée qui a toujours été nommée et qui en devient l'incarnation, la représentation concrète.

Presque toutes les images évoquées appartiennent au sens visuel, cependant le mot *force* a évoqué le plus souvent des images musculaires pures ou accompagnées d'une représentation visuelle vague. Exemples : voir quelqu'un soulever un poids ; je vois vaguement quelque chose qui tire ; un poids suspendu à un anneau ; une ficelle qui tire un clou ; la pression de mon poing dans un fluide ; le maréchal de Saxe brisant un écu de six livres, etc., etc.

Je viens de décrire la forme ordinaire et principale du type concret. Elle consiste dans la substitution immédiate et spontanée d'un cas particulier (fait ou individu) au terme général. D'après plusieurs observations, je crois pouvoir noter une *variété* un peu différente : je l'ai rencontrée chez quelques historiens et érudits. Dans le type ordinaire, on pense le tout (général) au moyen de la partie (concret) ; dans la variété, on pense par analogie, et le mécanisme paraît se réduire à une pure association. Quelques exemples feront mieux comprendre les différences. Les réponses données en double appartiennent chacune à des personnes différentes.

Nombre : la « Langue des calculs », Pythagore. *Cause :* la théorie de Hume sur la causalité ; la théorie de Kant. *Loi :* les « Tables de Malaga », la définition de Montesquieu. *Couleur :* la chimie spectrale. *Justice :* la définition qu'en donne Littré. *Animal :* le περὶ ψυχῆς d'Aristote. *Temps*, une théorie métaphysique vague. *Rapport :* la discussion d'Ampère et de Tracy sur ce sujet. *Infini :* des livres de mathématiques. *Couleur :* des traités de photographie, etc.

On pourrait objecter que, dans les cas ordinaires comme dans ceux-ci, il y a une association ; mais la différence se laisse facilement saisir. Les premiers vont du contenant au contenu, de la classe au fait ; ils pensent le tout au moyen de la partie ; c'est une association en dedans. Les secondes font une association à côté et en dehors. A ce qu'il semble, ceux-ci ne descendent pas jusqu'au concret, ils s'arrêtent en route; ils substituent à une généralité complète une demi-généralité. Au reste, mes documents ne sont ni assez nombreux ni assez clairs pour que j'insiste sur ce point.

II. **Type visuel typographique.** — Rien de plus facile à définir. Sous sa forme pure, il consiste à voir les mots imprimés et rien de plus : je relève 3 cas où les mots sont vus *écrits*. Chez quelques-uns, la vision du mot imprimé s'accompagne d'une image concrète comme dans le premier type, mais seulement pour les concepts semi-concrets (chien, animal, couleur); pour les hauts abstraits (temps, cause, infini, etc.), il n'existe que la vision typographique (1). Ce mode de représentation est très répandu chez ceux qui ont beaucoup lu, *mais il y a beaucoup d'exceptions.*

Je ne doute pas que, parmi mes lecteurs, plusieurs en s'examinant découvriront qu'ils appartiennent à ce type. De plus, j'ai cru remarquer que tous ceux qui ont ce mode de représentation le considèrent comme naturel et nécessaire chez tous ceux qui savent lire. C'est une erreur. Pour ma part, je ne l'ai à aucun degré, et j'en ai rencontré beaucoup d'autres de mon espèce.

J'étais donc peu préparé à découvrir ce type, et en fait j'en suis arrivé à ma trentième observation sans le soupçonner, lorsque j'ai rencontré un cas si net qu'il m'a mis sur la voie. J'interrogeais un physiologiste très connu. A tous les mots, sauf *Loi* et *Forme*, il a répondu : « Je les

(1) Pour le mot *infini*, ceux qui appartiennent à ce type voient le mot imprimé ou le signe mathématique, ∞.

vois en caractères typographiques », qu'il a pu décrire avec précision.

Même les mots *chien* (1), *animal*, *couleur*, n'ont été accompagnés d'aucune image. Il m'a donné de lui-même des renseignements complémentaires qui se réduisent à cette phrase : « Je vois tout typographiquement ». Cela existe même pour les objets concrets. Si l'on prononce le nom de ses amis intimes, qu'il fréquente tous les jours, il voit leurs noms imprimés ; ce n'est qu'à la réflexion et avec effort qu'il voit leur image. Le mot « eau » lui apparaît comme imprimé, sans aucune vision du liquide. S'il pense à l'acide carbonique ou à l'azote, il voit les mots imprimés ou leurs symboles CO^2,Az, indifféremment. Il ne voit pas les formules très complexes de la chimie organique, mais les mots seuls.

Très surpris, pour la raison que j'ai indiquée plus haut, de cette observation dont la sincérité et l'exactitude ne pouvaient laisser aucun doute, je continuai mes recherches et je constatai que cette manière de penser le général est assez répandue. J'ai même trouvé plusieurs cas aussi purs et aussi complets que celui qui vient d'être détaillé. Depuis ce moment, après avoir achevé mon interrogatoire, j'ai toujours l'habitude d'ajouter la question : « Avez-vous vu les mots imprimés ? »

Plusieurs personnes m'ont dit : « J'ai beaucoup lu, j'ai corrigé beaucoup d'épreuves : voilà pourquoi j'appartiens au type visuel typographique. » Assurément, l'influence de l'habitude est énorme, mais elle n'est pas ici une expli-

(1) Remarquer qu'il vit au milieu de ces animaux et qu'il expérimente sur eux presque tous les jours.

cation suffisante, puisqu'il y a beaucoup d'exceptions. J'ai moi aussi beaucoup lu et corrigé beaucoup d'épreuves, et jamais un mot ne m'apparaît imprimé, sinon après beaucoup d'efforts et vaguement. Il faut donc faire une très large part aux dispositions naturelles.

Chez les compositeurs d'imprimerie que j'ai interrogés, j'ai constaté ce qui suit : « 1° ils ont vu mes 14 mots imprimés « dans un caractère particulier de leur imprimerie » qu'ils ont quelquefois désigné ; 2° ils ont vu, en même temps, une image pour les termes semi-concrets; 3° pour les termes abstraits, aucune image n'accompagnait la vision typographique. Nous avons ici la superposition de deux types : l'un naturel et de première formation (type concret), l'autre acquis et de deuxième formation (type visuel typographique).

En résumé, dans beaucoup d'esprits, l'existence du concept est liée à une vision nette du mot imprimé, sans rien de plus.

III. **Type auditif.** — Sous sa forme pure, il m'a semblé rare. Il consiste à n'avoir dans l'esprit que les sons (images auditives), sans aucun accompagnement ni de la vision des mots imprimés ni des images concrètes. Peut-être est-il prépondérant chez les orateurs et prédicateurs : je n'ai aucun document sur ce point. Les musiciens ne m'ont pas paru appartenir à ce type.

J'ai cependant rencontré un cas très net et complet dans ce genre. C'est un médecin polyglotte, connu par de nombreux travaux d'érudition, vivant depuis de longues années dans les manuscrits et les livres. Il n'a la vision typographique *à aucun degré;* mais tous les mots « résonnent dans son oreille ». Il ne peut lire ni composer sans articuler. Si l'intérêt de sa lecture ou de son travail augmente, il parle à haute voix : « il faut qu'il s'entende ». Dans ses rêves, peu ou point d'images visuelles ; il entend sa voix et celle de ses interlocuteurs : « ses rêves sont auditifs ». Aucun de mes mots, même semi-concrets, n'a évoqué d'images visuelles.

Chez la plupart, le type auditif n'est pas pur. Pour les termes très généraux, il n'existe que le mot entendu ; mais, à mesure que l'on descend vers le concret, il s'accompagne d'une image, faisant ainsi retour vers notre premier type.

Je crois utile de remarquer que le terme *flatus vocis* « *nomina* », employé d'abord au moyen âge et qui est devenu depuis la formule du nominalisme, semble par sa nature indiquer qu'à l'origine il a été inventé par des gens appartenant au type auditif, et je risque sur ce point une hypothèse. Le type visuel typographique n'existait pas (l'imprimerie n'étant pas inventée) : il est vrai qu'il pouvait avoir un succédané dans le type visuel *graphique* (lecture des manuscrits). Mais, si l'on remarque qu'au moyen âge l'enseignement était surtout oral, qu'on s'instruisait plutôt en écoutant qu'en lisant, que les joutes oratoires et les argumentations étaient quotidiennes et interminables, on ne peut nier que les conditions aient été très favorables pour développer le type auditif.

Je n'ai pas besoin de dire que les trois types décrits ci-dessus ne se rencontrent que par exception, sous la forme pure et complète. Dans la règle, ce qui prédomine, c'est un type mixte : image concrète pour quelques mots et vision typographique ou image auditive pour les autres. En résumé, tous les cas me paraissent se réduire à ce qui suit : 1° le mot entendu; en sus, rien (nous aurons à examiner plus tard ce « rien ») ; 2° la vision typographique seule ; 3° accompagnée d'une image concrète ; 4° le mot entendu toujours accompagné d'une image concrète.

IV. — Avant de commencer cette enquête, j'avais fort hésité sur un point : en questionnant, fallait-il employer des *mots* généraux ou des *propositions* générales ? J'avais opté pour les mots, parce qu'étant courts, simples, isolés, présentés à l'état de nudité, ils avaient l'avantage d'être saisis du premier coup et surtout de n'indiquer au sujet interrogé aucune direction à suivre.

J'avais cependant à ce sujet quelques scrupules. L'interrogatoire ainsi conduit n'était-il pas un peu artificiel ? En fait, les termes généraux se présentent le plus souvent comme membres d'une phrase, agencés avec d'autres et liés à eux par certains rapports. J'ai donc recommencé mon enquête, de la même manière, mais en substituant des phrases aux mots. Les propositions générales dont j'ai usé sont à dessein banales, de façon à ne solliciter aucune contradiction et à recueillir l'état mental instantané. Les voici :

La cause précède toujours l'effet. — L'infini a plusieurs significations. — L'espace est-il infini ? — Le temps a-t-il des bornes ? — La loi est un rapport nécessaire.

Je n'ai pas besoin d'insister sur les résultats : ils sont *exactement les mêmes* qu'avec les mots. Dans tous les cas et chez tous, il y a un mot qui est dominateur, qui absorbe toute la substance de la phrase et la remplace. C'est sur lui que s'opère le travail mental instantané.

Si l'on appartient au type concret, on voit des images. Ainsi, pour la deuxième phrase, tout converge sur le mot *infini*. Réponses : sensation d'obscurité et de profondeur, cercles lumineux vagues, une sorte de coupole, un horizon qui recule sans cesse, etc.

Si l'on appartient au type visuel typographique, on voit la phrase imprimée, moins nettement que pour les mots simples : en caractères très fins, sans majuscules » ; quelques-uns l'entrevoient rapidement. D'autres ne voient « que le mot principal imprimé ».

Pour le type auditif pur, la réponse a toujours été très simple : « J'entends la phrase ; mais je ne vois rien, absolument rien ».

Cette nouvelle manière de procéder a donc été la confirmation pure et simple de la précédente, sans aucune variante. L'identité des résultats ne me paraît pas favorable à une distinction admise par beaucoup d'auteurs. Dans les traités classiques, on distingue entre les « idées nécessaires » et les « vérités nécessaires » (j'emploie leur terminologie sans la discuter), c'est-à-dire les concepts généraux et les propositions générales. Exemple : cause, principe de causalité. Il n'y a là, selon moi, qu'une pure différence de forme, entre deux positions ; l'une psychologique, l'autre logique. Le concept est le jugement à l'état d'enveloppement ou de résultat, la proposition est le mot à l'état de développement. La différence n'est pas matérielle, mais formelle ; c'est le passage de la synthèse à l'analyse.

J'avais pensé qu'après une interruption de deux ans,

il y aurait quelque intérêt à faire subir le même interrogatoire aux mêmes personnes; mais les résultats ne m'ont pas encouragé dans cette voie. Les uns, se rappelant les questions antérieures, m'ont déclaré « qu'ils se sentaient influencés d'avance ». Les autres, qui m'ont paru garder un souvenir plus vague de l'épreuve (peut-être parce qu'ils n'en comprenaient pas le but), ont donné des réponses analogues aux premières. En somme, malgré le temps écoulé et les changements de circonstances, chacun m'a semblé être resté d'accord avec lui-même.

Je dois reconnaître que, dans l'enquête précédente, la nature psychologique des concepts a été étudiée sous un aspect particulier. Cette objection a été présentée au Congrès de psychologie de Londres (1) par le Président Sidgwick, dont je résume les remarques : 1° il croit que chez une personne non habituée à l'observation intérieure, la direction brusque de l'attention sur un terme évoquera une réponse qui ne concorde pas exactement avec l'état suscité d'ordinaire. Il a trouvé, pour son cas particulier, que les images évoquées, visuelles le plus souvent, étaient extrêmement faibles; mais que, s'il s'y arrêtait, elles devenaient plus vives. 2° Les images sont très variables suivant la nature des termes employés. Ainsi, lorsqu'il s'occupe de raisonnements mathématiques et logiques, il ne voit que des mots imprimés ; s'il raisonne sur l'économie politique,

(1) Les résultats de cette enquête ont été d'abord exposés, en partie dans la *Revue philosophique*, octobre 1891, en partie au Congrès international de psychologie, deuxième session, tenu à Londres en 1892 (*International Congress of experimental Psychology*; Londres, Williams et Norgate, pp. 20 et suiv.

les termes généraux ont pour concomitants des images souvent bizarres comme celles-ci : valeur = l'image vague et partielle d'un homme qui pose quelque chose sur une échelle. 3° Quand, pour les mots, infini, rapport, etc., on répond : « rien », cela prouve simplement qu'on n'est pas capable de décrire les éléments confus qu'on a dans la conscience. 4° Son expérience lui apprend que mes types peuvent se succéder chez la même personne.

Sur ce dernier point — la coexistence de plusieurs manières de concevoir chez la même personne — je suis tout à fait d'accord avec M. Sidgwick, et mes documents, classés par observations personnelles, m'en fourniraient au besoin d'assez nombreux exemples. Toutefois, l'objet de mes recherches n'était pas de déterminer de quelle manière tel individu conçoit, mais sous quelles formes les hommes, pris en général, pensent les concepts. Je ne me proposais pas non plus de suivre le travail de l'esprit lorsqu'il résout ses idées générales en concrets, lorsqu'il fait la monnaie de ses billets de banque ; mais de surprendre le travail sous-jacent qui accompagne l'usage *courant* et *aisé* des termes généraux, quand on parle, écoute, lit ou écrit. Sans doute, il serait désirable de prendre le sujet sous une autre forme, en étudiant non plus l'état *momentané* qui répond à la présence du concept dans la conscience ; mais la tournure d'esprit *stable*, organisée, qui est due à une longue habitude de manier les concepts. Pour cela, il serait convenable d'interroger surtout les mathématiciens et les métaphysiciens. Mes documents sont trop peu nombreux et trop peu clairs pour que je me hasarde à dogmatiser sur ce sujet. Quelques mathématiciens m'ont dit qu'ils ont *toujours* besoin d'une « représentation figurée », d'une « construction » et que, même lorsqu'ils les considèrent comme une pure fiction, cet appui est indispensable pour la suite de leurs raisonnements. — Contrairement à ceux-ci qui pensent géométriquement, il y en a qui pensent algébriquement, éliminant toute figuration ou construction, pour procéder par simple analyse à l'aide des signes : ce qui (avec les corrections et restrictions nécessaires) rapprocherait les premiers du type concret et les seconds du type auditif-moteur. — Chez les métaphysiciens, le type visuel typographique m'a paru grandement prédominer; j'en ai rencontré un (très connu) qui appartient au type auditif pur. Mais, en définitive, tout cela est insuffisant : il faudrait que ces recherches fussent poursuivies par d'autres et sur d'autres.

Un jeune médecin russe, M. Adam Wizel, qui s'intéressait à ce sujet, a soumis aux mêmes questions, et suivant la méthode antérieurement indiquée, des personnes en état d'hypnotisme. Admettant que, dans cet état, l'activité inconsciente de l'esprit est prédominante, il s'est demandé si, par ce procédé, on ne pourrait pas pénétrer plus avant dans le *substratum* inconnu qui est au-dessous de la conscience. Ses expériences ont été faites à la Salpêtrière, dans le service de Charcot, sur six femmes, grandes hystériques. Les sujets étaient mis d'abord en état de somnambulisme; puis, après une explication préalable, il les interrogeait comme il a été dit ci-dessus. Ayant recueilli les réponses, il ordonnait aux sujets d'oublier tout ce qui s'était passé et les réveillait. Il recommençait ensuite à l'état de veille en posant les mêmes questions : ce qui permet de comparer les réponses données successivement dans les deux cas. Elles sont presque toujours plus nettes et plus explicites pendant le somnambulisme que pendant la veille, ainsi qu'on en peut juger par l'exemple suivant (extrait de la troisième observation).

Questions	*Somnambulisme*	*Veille*
Chien :	Une grosse bête grise.	Rien.
Forme :	Une tête rouge en carton.	Rien.
Loi :	Un tribunal.	Rien.
Justice :	Un juge de paix, gros, etc.	Etat juste pour tous.
Nombre :	Chiffre 12 en blanc.	Le nombre d'une note (?)
Couleur :	Vert.	Bleu.

Quand les réponses sont concrètes dans les deux cas, je note entre elles une assez grande analogie. Dans ses expériences (dont il a éliminé les cas douteux et ceux qui ont été accompagnés de crises), M. Wizel n'a rencontré ni le type visuel typographique, ni le type auditif pur. Ses six hystériques appartiennent au type concret, avec prédominance des images *visuelles*, beaucoup plus rarement des images motrices (évoquées par le mot « force »). La réponse « rien » a été très fréquente, mais bien moins en état de somnambulisme qu'en état de veille.

II

Nous abordons maintenant la partie la plus obscure et la plus difficile de notre sujet. Sur les 900 et quelques réponses recueillies, celle qui se rencontre le plus fréquemment est « rien ». Pas une observation où elle ne se trouve au moins une fois ; dans la plupart, elle se trouve trois, quatre fois et plus. Si je prends le mot *cause*, la formule : « Je ne me représente rien » forme 53 p. 100 du total des réponses recueillies ; les autres ont vu le mot imprimé ou quelque image concrète : une pierre qui tombe, une traction par des chevaux et autres simulacres dont plusieurs ont été déjà énumérés. Il en est de même pour tous les termes très abstraits (temps, infini, etc.). En sorte que, si nous reprenons l'*unique* question que je m'étais proposé d'étudier : « L'idée générale, pensée, lue ou entendue, a-t-elle quelque accompagnement dans la conscience ? » nous pouvons répondre : une image, une vision typographique ou rien. Reste à chercher ce qu'est ce *rien*, car il doit être quelque chose.

Nous nous trouvons aux prises avec le problème que les nominalistes purs ont tranché en prenant ce *rien* au sens propre. En réalité, s'en est-il rencontré de pareils, qui aient prétendu que nous n'avons dans l'esprit que le mot, le seul mot, sans rien de plus ? C'est un problème historique qu'il est inutile pour nous d'examiner. Il est possible que quelques-uns aient poussé jusque-là leur réaction contre les extravagances du réalisme ; mais c'est une thèse totalement insoutenable ; car, à ce compte, il n'y aurait aucune différence entre un terme général et un mot d'une langue qu'on ne comprend pas ; c'est celui-ci qui est le pur *flatus vocis*, un son qui n'évoque rien. D'un autre côté, si par mot on entend *signe*, alors tout change, puisque le signe implique et enveloppe quelque chose. Telle me paraît être la véritable interprétation (1). En sorte que, pour les cas qui seuls nous occupent actuellement, c'est-à-dire

(1) Ainsi Taine, qu'on considère ordinairement comme un nominaliste, nous dit : « Une idée générale et abstraite est un nom, rien qu'un nom, le nom *significatif et compris* d'une série de faits semblables ou d'une classe d'individus semblables, ordinairement accompagné par la représentation sensible, mais vague, de quelques-uns de ces faits ou individus. » Les mots que j'ai soulignés pour appeler sur eux l'attention, ne le sont pas dans le texte.

ceux dont la réponse a été : « Rien », il y a deux éléments, l'un qui existe dans la conscience (le mot entendu ou l'image auditive), l'autre qui est au-dessous de la conscience, mais qui n'est pas pour cela sans valeur et sans action. Il nous faut donc pénétrer dans le domaine obscur de l'inconscient, pour saisir ce quelque chose qui donne au mot, sa signification, sa vie, son pouvoir de substitution.

Leibniz a écrit : « Le plus souvent, par exemple dans l'analyse d'une longueur, nous n'avons pas l'intuition simultanée de tous les caractères ou attributs d'une chose ; mais à leur place nous employons des signes. Dans la pensée actuelle, nous avons coutume d'omettre l'explication de ces signes au moyen de ce qu'ils signifient, sachant ou croyant que nous avons cette explication en notre pouvoir ; mais cette application ou explication des mots, nous ne la jugeons pas nécessaire actuellement... J'appelle cette manière de penser aveugle ou symbolique. Nous l'employons en algèbre, en arithmétique et en fait universellement » : ce qui équivaut à dire que, sous les termes généraux ou abstraits, est emmagasiné un savoir potentiel ; et on n'est pas surpris de rencontrer cette doctrine chez celui qui le premier a introduit en philosophie la notion d'inconscient.

Déterminer le rôle de ce facteur toujours actif, quoique silencieux, est une entreprise difficile et nécessairement entachée d'inexactitude, puisqu'il s'agit de traduire dans le langage clair et analytique de la conscience des états obscurs et enveloppés. Le procédé le plus simple pour y parvenir est d'examiner comment on arrive à la compréhension des termes généraux (1). Mettons une page d'un ouvrage philosophique sous les yeux d'un écolier ou d'un homme totalement ignorant en ces matières. Il ne comprend rien. La seule méthode à suivre pour la rendre intelligible, c'est de prendre l'un après l'autre les termes généraux ou abstraits et de les traduire en événements concrets, en faits d'expérience courante. Pour ce travail, il faut une heure ou plus. A mesure que le novice fait des progrès, la traduction s'opère plus vite, elle est même inutile pour plusieurs termes et plus tard, pour comprendre une page équivalente, il lui suffit de quelques minutes. Souvent les esprits naïfs s'étonnent, en lisant une phrase faite de termes abstraits, « de comprendre chaque mot et de ne pas savoir ce que l'ensemble veut dire ». Cela signifie qu'ils n'ont pas, sous chaque mot, un savoir potentiel suffisant pour qu'un lien, un rapport, s'établisse entre tous les termes et leur donne un sens. A part ceux qui par don naturel ou par habitude se jouent dans l'abstraction, il est incontestable que pour l'immense majorité, la lecture d'une page abstraite est une opération lente, pénible, très fatigante. C'est que chaque mot exige un acte d'attention, un effort, qui correspond à un travail dans les régions inconscientes ou subconscientes. Quand ce travail est devenu inutile, que l'on pense (ou paraît penser) rien qu'avec les signes, tout marche rapidement, aisément.

En somme, on apprend à comprendre un concept, comme on apprend à marcher, à danser, à faire de l'es-

(1) Il ne s'agit ici que de la compréhension et non de l'invention (découverte d'une loi ou de caractères généraux dans la nature). L'invention nécessite de tout autres procédés de l'esprit.

crime, à jouer d'un instrument de musique : c'est une habitude, c'est-à-dire une mémoire organisée. Les termes généraux couvrent un savoir organisé, latent, qui est le capital caché sans lequel nous serions en état de banqueroute, manipulant de la fausse monnaie ou du papier sans valeur. Les idées générales sont des *habitudes* dans l'ordre intellectuel. A l'habitude parfaite correspond la suppression de l'effort : de même à la compréhension parfaite.

Ce qui se passe toutes les fois que nous avons dans la conscience le mot général seulement, n'est qu'un cas particulier d'un fait psychologique très commun qui consiste en ceci : le travail utile se fait au-dessous de la conscience, et il n'y a en elle que des résultats, des indices ou des marques. Les faits énumérés ci-dessus sont tous empruntés à l'activité motrice. On en trouverait les équivalents en abondance dans le domaine des sentiments. Les états de tristesse et de joie « sans cause », fréquents chez l'homme sain et plus encore chez le malade, ne sont que la traduction dans la conscience des dispositions organiques ignorées qui agissent dans l'ombre. Ce qui donne à nos passions de l'intensité et de la durée, ce n'est pas la conscience que nous en avons, mais la profondeur des racines par lesquelles elles plongent en nous, sont organisées dans nos viscères et par suite dans notre cerveau. Elles ne sont que l'expression de notre constitution organique, permanente ou momentanée. On pourrait parcourir le domaine de la psychologie tout entière, avec variations sur le même thème. Je ne me propose pas de le faire ici, mais simplement de rappeler que tout état de conscience quel qu'il soit (perception, image, idée, sentiment, passion, volition) a son *dessous ;* que le concept réduit au mot seul n'est qu'un cas de ce genre, nullement particulier ; que croire qu'il n'y a que le mot parce qu'il existe seul dans la conscience, c'est ne saisir que la partie superficielle et visible de l'événement et, à tout prendre, peut-être la moindre. Ce *substratum* inconscient, ce savoir potentiel, organisé, ne donne pas au mot sa valeur seulement, mais sa marque, comme les harmoniques quand ils s'ajoutent au son fondamental.

En résumé, nous ne pensons pas avec des mots au sens strict (*flatus vocis*) mais avec des signes. La pensée symbolique, opération purement verbale en apparence, est soutenue, coordonnée, vivifiée par un savoir potentiel et un travail inconscient. Reste à ajouter que le savoir potentiel est un genre dont le concept n'est qu'une espèce. Toute mémoire est réductible à un savoir latent, organisé, susceptible de reviviscence ; mais toute mémoire n'est pas matière à concept. Celui qui sait beaucoup de langues, quand il ne les parle pas ; le naturaliste capable d'identifier des milliers d'échantillons, quand il ne les classe pas, ont un savoir potentiel très étendu, mais tout en concrets. Le savoir potentiel qui est au-dessous des concepts consiste, lui, en une somme de caractères, qualités, extraits, qui sont d'autant moins nombreux que le concept se rapproche davantage du symbolisme pur : en d'autres termes, ce qu'il y a sous le concept, c'est une mémoire abstraite ou d'abstraits.

A mon avis, une grande partie de l'obscurité et des dissentiments qui règnent sur la nature des concepts, vient de ce que le rôle de l'activité inconsciente a été, pendant les siècles, méconnu ou oublié, — la psychologie se renfermant dans la conscience exclusivement, — et, tandis que son influence est universellement admise aujourd'hui pour toutes les autres manifestations de la vie de l'esprit : instincts, perceptions, sentiments, volitions, etc., elle reste encore exclue du domaine des concepts : tout ce qui précède est un essai pour l'y réintégrer.

Est-il besoin d'ajouter que, quelque opinion que l'on adopte sur la nature de l'inconscient, cela nous importe peu? On sait qu'il y a sur ce point deux hypothèses principales. D'après l'une, c'est un événement purement physiologique, réductible à une cérébration inconsciente. D'après l'autre, l'inconscient est encore un fait psychique ; soit un état affectif plutôt que représentatif, soit un composé de petites consciences éparses, isolées, évanescentes, sans lien avec le moi ; soit une organisation ou série d'états qui forment un autre courant, coexistant avec celui de la claire conscience. Ces théories et d'autres que j'omets, n'ont rien à faire ici. Il suffit qu'on admette, à titre de fait et sans l'expliquer, une activité inconsciente : ce qui ne me paraît guère contesté.

Nous avons vu l'abstraction, à mesure qu'elle monte et s'affermit, se séparer de plus en plus nettement de l'image et finalement, au moment du symbolisme pur, la séparation devient un antagonisme. C'est que, au fond, il y a entre les deux, dès le début, opposition de nature et de procédé. L'idéal de l'image est une complexité toujours croissante, l'idéal de l'abstraction est une simplification toujours croissante : parce que l'une se forme par addition et l'autre par soustraction.

Pour l'homme doué d'une riche vision intérieure, la forme des personnes, des monuments, des paysages, surgit nette et bien délimitée ; sous l'influence de l'attention et avec le temps, les détails s'ajoutent, la représentation se complète, se rapproche de plus en plus de la réalité. Mêmes remarques pour l'audition intérieure : tels les musiciens qui entendent idéalement tous les détails d'une symphonie.

Pour l'abstraction, c'est le contraire. « Il y a, disait Cournot, une analyse qui sépare les objets et une analyse qui les distingue sans les isoler. » L'expérience du prisme réfringent est un exemple de l'analyse qui sépare ou qui isole. Si, au lieu d'isoler les rayons de manière à leur faire décrire des trajectoires différentes, on leur fait traverser certains milieux qui ont la propriété d'éteindre telle ou telle couleur déterminée, on distingue sans isoler (1). L'abstraction appartient à ce dernier type avec intervention du procédé décrit par Cournot. L'attention met un caractère en relief, l'inattention ou l'inhibition volontaire agissent comme des étouffoirs qui éteignent les autres caractères.

Passons de la théorie à la pratique. Cet antagonisme est d'observation courante, presque banale, quand on rapproche les hommes d'imagination des hommes d'abstraction. Nous écartons ceux qui, par un don assez rare de la nature (Gœthe) ou par artifice de l'éducation sont capables de manier tour à tour l'image et le concept.

(1) Cournot, *Essai sur les fondements de nos connaissances*, t. Ier, § 109, p. 231.

Prenons comme types d'imaginatifs les artistes : romanciers, poètes, sculpteurs et peintres, musiciens, etc. Tous rêvent une œuvre organique, vivante, donc *complexe*. Les uns avec des mots, d'autres avec des formes, d'autres avec des sons ; les réalistes à l'aide de détails minutieux ; les classiques à l'aide d'esquisses générales, tendent au même but. La musique aussi qui, par sa nature, semble à part, n'est-elle pas une architecture de sons, d'une étonnante complexité, suscitant parfois des états d'âme contradictoires ?

Chez les abstracteurs (théoriciens, savants) la tendance est toujours vers l'unité, les lois, les généralités ; — vers la *simplification* — par traits fondamentaux et essentiels, si c'est un vrai savant ; par traits instables et accidentels, si c'est un manœuvre. Le mathématicien et les métaphysiciens purs ont ordinairement le dégoût et le dédain des faits, de la multiplicité des détails. Un littérateur, dont le nom m'échappe, a dit : « Tout savant sent le cadavre. » Sous une forme imagée, c'est notre thèse. L'abstrait est un cadavre. Il serait moins pittoresque, mais plus juste de dire un squelette ; car une abstraction scientifique est la charpente osseuse des phénomènes.

Donc, au fond, l'antagonisme de l'image et de l'idée, c'est celle du tout et de la partie. On ne peut être simultanément un abstracteur et un imaginatif, parce qu'on ne peut simultanément penser par totalité et par fragment, par groupe et par fraction et que ces deux habitudes mentales, sans s'exclure absolument, se contrecarrent.

Pour conclure, avons-nous des idées générales ou seulement des termes généraux? Remarquons d'abord que les expressions, idées ou notions générales, « concepts », sont équivoques ou plutôt multivoques. Selon leur degré, nous l'avons vu, les concepts sont d'une nature psychologique fort différente, n'ayant en commun qu'un seul caractère : d'être des extraits, et qu'il est par conséquent chimérique de vouloir les comprendre tous dans une définition unique. Pour nous en tenir aux plus élevés, source principale du débat, les uns disent : Pas d'idées générales, mais des termes généraux. Pour d'autres, l'idée générale n'est qu'une série indéfinie d'idées particulières ou « une idée particulière que l'esprit pose comme le premier jalon d'une marche en avant (1). » Pour d'autres, c'est un système de tendances, accompagné ou non d'une possibilité d'images (2). Je préférerais pour ma part la formule de Höffding : « Les idées générales existent en ce sens que nous avons le pouvoir de concentrer notre attention sur certains éléments de la représentation individuelle et de laisser les autres dans une faible lumière (3). » Tel est le seul mode d'existence qui puisse leur être concédé légitimement.

En ce qui concerne les plus hauts concepts, nous avons essayé de montrer qu'ils ont leur nature psychologique propre : d'une part, un élément clair et conscient, qui est toujours le mot et quelquefois en sus un lambeau d'image; d'autre part, un facteur obscur, inconscient, mais sans lequel la pensée symbolique n'est qu'un mécanisme qui tourne à vide, sans rien pouvoir produire que des fantômes.

(1) Dugas, *Du Psittacisme et de la pensée symbolique*, pp. 121 et suiv.
(2) Paulhan, *Revue philosophique*, juillet 1889, pp. 77 et suiv.
(3) Höffding, *Psychologie*, 2e éd. all. pp. 223 et suiv.

CHAPITRE V

L'ÉVOLUTION DES PRINCIPAUX CONCEPTS

Après cette étude générale sur la nature des formes les plus élevées de l'abstraction, il nous reste à prendre l'un après l'autre les principaux concepts et à retracer leur évolution à grands traits. Rappelons encore une fois que nous entendons rester dans la psychologie pure, éliminer tout ce qui dépend de la théorie de la connaissance et toute autre spéculation transcendante. Sur l'origine *première* des notions de temps, espace, cause, etc., que chacun adopte l'opinion qui lui plaise. Que l'on admette l'hypothèse des formes *à priori* de l'esprit (Kant), ou une innéité acquise par la répétition des expériences dans l'espèce et fixée par l'hérédité au cours des siècles (Herbert Spencer), ou toute autre hypothèse quelconque ; il est clair que le moment d'apparition de ces concepts et les moments de leur évolution dépendent de conditions expérimentales et par conséquent, de ce chef, tombent dans notre domaine : c'est donc de leur genèse empirique et de leur développement par le fait de l'expérience, — et de cela seulement, — qu'il s'agit.

SECTION I

LE CONCEPT DE NOMBRE

Voici un concept dont les phases inférieures nous sont connues. Nous les avons traversées précédemment en considérant la numération chez les animaux, les petits enfants, les sauvages. Il nous revient une dernière fois sous sa forme supérieure.

Nous avons vu qu'à l'origine, compter c'est simplement percevoir une pluralité, sans que l'abstraction y soit pour rien. Plus tard, un rudiment de numération s'établit, sous une forme concrète, pratique : il y a perception, plus l'adjonction d'un mot, pauvre acolyte dont le rôle est si insignifiant que le plus souvent on le néglige. On a noté les divers degrés de cette période concrète-abstraite, qui ont pour marque l'importance croissante du mot. Enfin, nous arrivons au moment où il est le prémier et presque le seul acteur.

Le nombre, sous sa forme abstraite et tel qu'il résulte d'une élaboration séculaire, consiste en une collection d'unités semblables ou réputées telles. Nous avons donc à examiner d'abord comment se forme l'idée de l'unité, puis par quelle opération de l'esprit se constitue la série des nombres, enfin quel est le rôle du signe.

I. — Pour le sens commun, il semble que rien n'est plus

facile que d'expliquer comment se forme l'idée de l'unité. Je vois un homme, un arbre, une maison ; j'entends un son ; je palpe un objet ; je sens une odeur et ainsi de suite, et je distingue cet état unique d'une pluralité de sensations. Stuart Mill semble admettre que le nombre (au moins dans ses formes les plus simples), est une qualité des choses que nous percevons comme le blanc, le noir, la rondeur, la dureté : il y a un état de conscience distinct et spécial qui correspond à un, deux, trois, etc. — Même en admettant cette thèse très douteuse, nous n'aurions en définitive que des nombres *perçus*, avec lesquels toute numération consistante et étendue est impossible ; car, elle ne peut se constituer qu'à l'aide de termes homogènes, c'est-à-dire donnés par l'abstraction.

Toutefois la notion d'unité doit avoir son point de départ dans l'expérience, d'abord, sous une forme concrète. Quoiqu'elle puisse entrer dans la conscience par plusieurs portes, quelques psychologues, sans raison légitime, ont attribué son origine à un mode déterminé de perception externe ou même interne, qu'ils ont choisi à l'exclusion de tout autre.

Pour les uns, c'est le sens primordial, le sens par excellence : le toucher. L'enfant considère comme unité l'objet qu'il peut tenir dans sa main (une boule, un verre), ou suivre sans interruption dans tous ses contours. Là où son opération est interrompue, où il y a des pleins et des vides, il perçoit une pluralité. En d'autres termes, l'un est le continu, la pluralité est le discontinu. De nombreuses observations prouvent que les enfants ont, en effet, une notion bien plus exacte et plus précoce de la quantité continue (étendue), que de la quantité discontinue, discrète (nombre) (1).

Pour les autres, c'est la vue, et l'on comprend sans peine que tout ce qui précède peut être répété : la rétine remplace la surface cutanée ; une image nettement perçue et sans discontinuité est l'unité ; la perception d'images simultanées, laissant entre elles des lacunes dans le champ visuel, donne la pluralité.

On en peut dire tout autant pour les sensations acoustiques. Preyer, dans un travail sur l'« Arithmogenèse », prétend que « pour l'acquisition du concept de nombre, l'ouïe est en première ligne ». Le nombre doit être senti avant d'être pensé ; les idées de nombre et d'addition doivent être acquises : ce qui, d'après lui, se produit chez l'enfant lorsqu'il entend et compare des sons. Puis le toucher et la vue complètent cette première ébauche. On sait que Leibniz assimilait la musique à une arithmétique inconsciente. Preyer renverse la proposition et dit : *Arithmetica est exercitium musicum occultum nescientis se sonos comparare animi* (2).

(1) Mac Lellan et Dewey, dans leur *Psychology of Number and its Applications to methods of teaching arithmetic* (New-York, 1895), ont tiré de ce fait des déductions pédagogiques. Ils demandent que pour les commençants, les exemples soient empruntés à la quantité continue, et le nombre considéré comme une espèce particulière de mesure. — Nichols, dans son livre : *Our notions of Number and Space* (Boston, 1894), prenant une théorie de James sur nos jugements de nombre comme base de ses expériences, cherche à établir que la sensation *simultanée* de deux pointes appliquées sur la peau a son origine dans la sensation *successive* d'un contact distinct sur deux cercles tactiles séparés.

(2) Je n'insiste pas sur une thèse si hasardée. On la trouvera exposée dans le Bulletin de l'*International Congress of experimental Psychology of London* (déjà cité), pp. 35-41.

A l'encontre de ceux qui cherchent l'origine de l'idée 'unité dans les événements externes, il y a ceux qui l'at- ribuent à la pure expérience interne.

Ainsi on a soutenu que la conscience de notre moi, omme monade qui se connaît elle-même, est le prototype le l'unité arithmétique. Il est évident que cette assertion uscite des objections nombreuses : formation tardive de a notion du moi, fruit de la réflexion ; son instabilité ; de lus, cette unité, comme toutes les précédentes, est con- rète, complexe ; c'est une unité par composition.

Très supérieure est la thèse de W. James : « Le nombre emble primitivement signifier les coups (*strokes*) de notre ttention dans la discrimination des choses. Ces coups estent dans la mémoire en groupes grands ou petits, et es groupes peuvent être comparés. La discrimination, nous le savons, est facilitée par la mobilité de son objet, n tant que total... Un globe indivis est un ; composé d'hé- nisphères il est deux. Un tas de sable est une chose ou 'ingt mille choses, suivant la manière dont nous comp- ons (1). » Cette réduction à des actes d'attention nous amène, en définitive, à la condition essentielle et fonda- nentale de l'abstraction.

Sauf cette dernière, toutes les hypothèses énumérées et on aurait pu invoquer aussi les sensations internes : par exemple une douleur localisée comparée à plusieurs louleurs disséminées) ne donnent que des perceptions ou les images, c'est-à-dire la matière brute de l'unité abs- raite. Celle-ci est une notion subjective. Nous avons dit

(1) *Psychology*, t. II, pp. 633 et suiv.

précédemment (ch. II) que la question de savoir si la con naissance débute par le général ou par le particulier es mal posée, parce qu'elle applique à l'esprit en voie de for mation des catégories qui ne sont valables que pour l'es prit adulte. De même ici. A l'origine, il n'y a pas perceptior claire de l'unité d'abord, de la pluralité ensuite ou inver sement : ni l'observation ni le raisonnement ne justifien une telle affirmation. Il y a un état confus, indéfini d'o sort l'antithèse du continu et du discontinu, équivalent primitifs de l'unité et de la pluralité. Il a fallu des siècle pour arriver à la notion précise de l'unité abstraite, tell qu'elle a existé dans l'esprit des premiers mathématiciens et cette notion est le résultat d'une *décomposition*, non d'u acte direct et immédiat de position. Il a fallu qu'un obje ou un groupe fût décomposé en ses parties constituantes étant ou paraissant irréductibles ; puis qu'une nouvell synthèse de ces parties reconstituât le tout, pour que la notion du rapport entre l'unité et la pluralité fût conçu clairement. On ne peut guère douter que pour les petit nombres, 2, 3, 4, la perception successive de chaque obje séparé, puis des objets appréhendés ensemble d'un seu coup d'œil, n'ait aidé le travail de l'esprit dans la concep- tion de ce rapport. Nous avons vu que beaucoup de race humaines n'ont pas dépassé cette phase. La notion abs- traite de l'unité est celle de l'indivisible (provisoire). C'es cette qualité abstraite de l'indivisible, fixée par un mot, qu nous donne la notion scientifique de l'unité, par opposi- tion à la notion vulgaire. L'unité perçue est un tout con- cret, l'unité conçue est une qualité, un abstrait ; et, en un sens, on a pu dire que l'unité et par suite tout nombre abstrait est une création de l'esprit. Elle résulte, comme toute abstraction, d'une analyse, d'une dissociation. Elle a, comme toute abstraction, une existence idéale ; ce qui ne l'empêche pas d'être un instrument d'une merveilleuse utilité.

II. — C'est grâce à elle que la série des nombres, ayant une matière homogène, peut se constituer ; car l'identité des unités est la seule condition qui permette de les compter et de dépasser les numérations exiguës de la période concrète-abstraite. La série se constitue par un procédé de construction toujours le même, réductible à l'addition et à la soustraction. « Ainsi, le nombre 2, le plus simple des nombres, est une construction en vertu de laquelle on ajoute l'unité à elle-même ; le nombre 3, est une construction en vertu de laquelle on ajoute l'unité au nombre 2 et ainsi de suite. Si on compose les nombres en ajoutant successivement l'unité à elle-même ou à des nombres déjà formés par ce procédé, on les décompose en retranchant l'unité des sommes précédemment construites, et les décomposer ainsi, c'est composer d'autres nombres. Par exemple si 3 est 2 + 1, il est aussi 4 — 1. L'addition et la soustraction sont deux opérations inverses dont les résultats s'annulent mutuellement; elles sont les seules fonctions numériques primitives (1). »

(1) Liard, *la Science positive et la métaphysique*, p. 226. Remarquons que le procédé par soustraction se rencontre même chez les peuples primitifs, quoique très rarement : « La formation des numéraires par soustraction, dit Tylor (ouv. cité, ch. vii), s'observe dans l'Amérique du Nord et l'existence de ce procédé est bien démontrée par la langue aïno, parlée dans l'île de Jesso ; les mots huit et neuf signifient clairement deux de dix, un de dix. »

Ce qui fait la simplicité et la solidité de ce procédé, c'est qu'il est toujours identique à lui-même et, bien que la série des nombres soit sans limites, un terme quelconque de la série est rigoureusement déterminé, parce qu'il peut toujours être ramené à son point de départ : l'unité. Dans ce travail de construction, à répétition continue, deux faits psychologiques sont à noter :

1° A peine a-t-on dépassé l'unité dans la confection des nombres, que toute intuition manque. Dès qu'on atteint 5, 6, 7, etc. (la limite varie suivant les individus), les objets ne peuvent plus être perçus ni représentés ensemble ; par suite, il n'y a plus dans la conscience que le signe, substitut de l'intuition absente : chaque nombre devient une somme d'unités fixée par un nom.

2° A notre unité-type nous substituons des unités supérieures qui permettent une simplification. Ainsi, dans le système décimal qui a prévalu, la dizaine, la centaine, sont des unités dix fois, cent fois plus grandes que l'unité proprement dite. On peut les faire aussi grandes qu'on veut : les Hindous, dont l'exubérance d'imagination est bien connue, ont inventé pour compter les journées de vie de leurs dieux, le *koti*, qui équivaut à quatre billions trois cent vingt-huit millions d'années ; chaque *koti* représente un seul jour de la vie divine (1).

(1) La pratique enfantine et sauvage de compter sur les doigts et sur les orteils constitue le fondement de notre science arithmétique. Dix semble la base arithmétique la plus commode du système reposant sur la numération des mains ; mais douze eût été préférable, et l'arithmétique duodécimale proteste contre le système décimal actuellement employé. Ce n'est pas le seul cas où les civilisations avancées découvrent les traces de leur grossière origine dans l'ancienne vie barbare (TYLOR, *loc. cit.*).

Inversement, on peut considérer l'unité-type comme une somme de parties identiques et poser $1 = \frac{10}{10}$ ou $\frac{100}{100}$, etc. Un dixième, un centième, sont des unités dix fois, cent fois plus petites que l'unité proprement dite, mais qui, dans la formation des nombres fractionnaires, obéissent aux mêmes lois.

Pour le psychologue, il convient de noter la position privilégiée de ce que nous appelons l'unité-type ou simplement 1. Elle a son origine dans l'expérience, parce que l'unité, même concrète, même appréhendée par la perception grossière, apparaît comme un élément premier, spécial, irréductible. Pour l'esprit, en tant qu'il se borne à percevoir ou à imaginer, dans le passage d'un objet à deux, trois, quatre objets, ou inversement dans le passage de quatre objets à trois, deux, un seul, il y a augmentation ou diminution. Mais en deçà de l'unité pour le premier cas, au delà de l'unité, pour le second cas, il n'y a plus pour l'esprit aucune représentation; l'unité paraît confiner au néant et être un commencement absolu.

De ce point privilégié, l'esprit, par un mouvement identique, peut suivre deux directions opposées : l'une vers l'infiniment grand, en augmentant toujours, l'autre vers l'infiniment petit, en diminuant toujours : mais dans un sens ou dans l'autre, l'infini est une possibilité qui n'est jamais épuisée. — Ici se pose la question tant discutée sur le nombre infini : la psychologie n'a rien à y voir. Pour les uns, le nombre infini existe *actuellement*. Pour les autres, il n'existe qu'en puissance, c'est-à-dire dans l'opération de l'esprit qui peut, sans fin ni trêve, ajouter ou retrancher, comme il a été dit plus haut (1).

III. L'importance des signes, comme instruments de l'abstraction et de la généralisation, ne se montre nulle part aussi bien que dans leurs multiples applications à la quantité discrète ou continue. L'histoire des sciences mathématiques est en partie celle de l'invention et de l'emploi de symboles à complexité croissante, et dont l'efficacité ressort clairement de leurs résultats théoriques ou pratiques. Aux choses considérées comme dénombrables ont été substitués d'abord les mots ; puis des signes particuliers, les chiffres ; plus tard, avec l'invention de l'algèbre, les lettres remplacent les chiffres ou du moins leur fonction et leur rôle dans les problèmes à résoudre ; plus tard encore, à la considération des figures géométriques se substitue celle de leurs équations ; enfin, aux calculs sur les quantités infinitésimales, sur les quantités négatives, les nombres imaginaires, correspond l'emploi de nouveaux symboles.

Ces symboles sont un si puissant auxiliaire pour le travail des mathématiciens, que ceux-ci — ceux d'entre eux qui se piquent de philosophie — ont volontiers disserté sur leur nature et leur valeur intrinsèque. Ils paraissent se diviser en deux camps.

Les uns attribuent aux symboles une réalité ou du moins y inclinent. C'est l'introduction des *nomina numina* dans les mathématiques. Ils soutiennent que ces prétendues conventions ne sont que l'expression de rapports nécessaires

(1) Pour l'exposé le plus récent de cette discussion, avec les arguments de part et d'autre, voir Couturat : *De l'Infini mathématique* (1896), 2e partie livre III.

que l'esprit est obligé, à cause de leur nature idéale, de représenter par des signes arbitraires; mais qu'il n'invente pas au gré de son caprice ou par la seule nécessité de sa nature et qu'il se borne à saisir tels que la nature des choses les lui offre. Ne voit-on pas d'ailleurs que le travail qui s'opère grâce à leur aide est, avec les modifications requises, applicable à la réalité?

Pour les autres, les symboles ne sont que des moyens, des instruments, des stratagèmes. Il se moquent de ceux « qui regardent les rapports une fois symbolisés comme les choses en soi contenant la science *à priori*, comme les idoles que l'on supplie de se laisser voir » (Renouvier). Les signes, quels qu'ils soient, ne sont que des conventions : les quantités négatives représentent un changement dans la direction de la pensée ; les nombres imaginaires « représentent sous une forme simple et abrégée les relations considérables. » Les symboles servent à surmonter les difficultés, comme dans la pratique le levier et ses perfectionnements servent à soulever des poids. « Ce n'est pas dans le calcul, disait Poinsot, que réside cet art qui nous fait découvrir ; mais dans la considération attentive des choses où l'esprit cherche avant tout à s'en faire une idée, en essayant par l'*analyse* proprement dite de les décomposer en d'autres plus simples, afin de les revoir ensuite, comme si elles étaient formées par la réunion de ces choses plus simples dont il a pleine connaissance (1). »

(1) COURNOT, Ouv. cité, t. I, 331 et suiv. — RENOUVIER, *Logique*, t. I, p. 377-394. — POINSOT, *Théorie nouvelle de la rotation des corps*, p. 78.

En résumé, les nombres consistent en séries d'actes d'appréhension intellectuelle, susceptibles de directions diverses et d'applications presque illimitées. Ils servent à comparer, mesurer, mettre de l'ordre dans la diversité des choses. Si maintenant on rapproche les deux extrêmes, c'est-à-dire le premier essai de numération enfantine et les plûs hautes inventions numériques des mathématiciens, on doit reconnaître que la notion du nombre est un bel exemple d'évolution complète de la faculté d'abstraire appliquée à un cas particulier, dont nous avons pu noter les principaux stades, en faisant ressortir la puissance toujours grandissante des signes.

SECTION II

LE CONCEPT D'ESPACE

La notion d'espace a donné lieu à tant de théories qu'il est bien difficile de nous tenir dans les strictes limites de la psychologie et de notre sujet particulier. Que ce concept soit inné ou non, donné *à priori* ou dérivant de notre constitution cérébrale, nous n'avons ici — écartant toute question d'origine — qu'à rechercher par quels voies et moyens nous arrivons à sa pleine conscience et à le déterminer comme concept fondamental.

Pour le suivre dans son développement, nous devons partir nécessairement de l'expérience ; car l'espace, comme le nombre, comme le temps, est perçu avant d'être conçu. Pour plus de clarté et de précision, désignons par *étendue* la donnée concrète, primitive, résultat de la perception, et par *espace* proprement dit le concept, résultat de l'abstraction.

I. — Au premier moment, ce que l'intuition nous donne, c'est l'extension sous une forme concrète. Ce qui nous est connu d'abord, ce n'est pas l'espace, mais une étendue limitée, déterminée : ce que l'enfant peut tenir dans sa main, atteindre d'un mouvement de ses bras, plus tard sa chambre qu'il arpente d'un pas mal assuré ; c'est une rue, une place parcourue, un trajet fait en voiture ou en wagon ; c'est l'horizon que la vue embrasse, les nébuleuses vaguement entrevues dans le ciel nocturne, etc. Tout cela est du concret, peut-être réduit à une mesure, c'est-à-dire à une étendue concrète, par exemple le mètre et ses fractions.

Quoique données par les sens, par conséquent concrètes, ces diverses étendues sont déjà des abstraits ; car elles coexistent avec d'autres qualités (résistance, couleur, chaud, froid, etc.) dont une analyse spontanée les sépare, pour les considérer isolément. Cette analyse se traduit par les termes usuels : long, court, haut, profond, proche, lointain, à droite, à gauche, devant, derrière, etc.

Par une simplification qui s'est produite fort tard (car elle suppose la fondation de la géométrie), à cette liste un peu confuse et incohérente se substitue une réduction plus rationnelle : hauteur, largeur, profondeur, éloignement, position. Elle marque le passage de la période concrète-abstraite à la période abstraite. Il est certain, en effet, que, avant de se constituer comme science fondée sur le raisonnement, la géométrie a traversé une phase semi-empirique : elle est née de besoins pratiques, nécessité de mesurer les champs, de bâtir des maisons et le reste. D'ailleurs, de grands mathématiciens eux-mêmes n'ont nullement répugné à admettre ses relations avec l'expérience : Gauss l'appelait la « science de l'œil » et Sylvester déclarait « que la plupart sinon toutes les grandes idées des mathématiques modernes avaient leur origine dans l'observation. »

Rappelons, sans insister, que l'étendue nous est donnée par le toucher et la vue. Le toucher est par excellence le sens de l'extension : aussi la géométrie réduit les problèmes d'égalité ou d'inégalité à des superpositions, et toute mesure de l'étendue est finalement réductible à des sensations tactiles et musculaires: les termes toucher et vision doivent en effet s'entendre au sens complet, c'est-à-dire non seulement comme impression passive sur la surface cutanée ou la rétine, mais comme réaction active des éléments moteurs propres à l'organe sensoriel.

Dans ces derniers temps, on a parlé aussi d'espace *auditif*. Des travaux nombreux sur les canaux semi-circulaires ne laissent aucun doute sur leur rôle, dans le sentiment de l'équilibre du corps; et quelques auteurs y ont même localisé un « sens de l'espace ». Münsterberg, d'après des expériences personnelles, soutient que, tandis que le vestibule et le limaçon reçoivent des excitations d'où résultent les sensations purement qualitatives de son (hauteur, intensité, etc.), les canaux semi-circulaires en reçoivent d'autres qui dépendent de la *position* de la source sonore: ces excitations produiraient des réflexes, probablement dans le cervelet, dont la fin serait d'amener la tête à la position la mieux adaptée pour l'audition nette. La synthèse des sons, des modifications perçues dans les canaux et des mouvements (ou image de mouvement) susdits, constituerait les éléments d'un espace auditif. Wundt, qui a combattu cette thèse, ne voit dans les canaux semi-circulaires que des organes tactiles internes, auxiliaires du toucher externe (1).

Laissant de côté l'hypothèse d'un espace auditif, qui

(1) MUNSTERBERG, *Beiträge zur experim. Psychologie*, pp. 182 et suiv. — WUNDT, *Physiol. Psychologie*, 4e édit., t. II, 95-96.

serait d'ailleurs bien pauvrement déterminé, on sait par de nombreuses observations que les diverses modalités de l'étendue tactile et visuelle, notamment la distance, ne sont connues avec précision qu'après beaucoup de tâtonnements et un long apprentissage (1).

Perçue ou imaginée, l'étendue sous tous ses aspects, présente, suivant la constitution, l'âge, les circonstances, un caractère de variabilité qui est en complet contraste avec la stabilité, la fixité du concept d'espace. Les conditions de cette relativité ont été longuement exposées par Herbert Spencer : un animal dépourvu d'yeux ne peut avoir la même conscience de l'étendue que celui qui en est muni ; de même pour l'aveugle-né comparé au voyant, pour l'être vivant dont la locomotion est rapide ou puissante et pour celui qui se meut péniblement ou lentement. La taille, la dimension du corps, influent aussi ; les distances qui semblent grandes à un enfant sont médiocres pour un homme ; des édifices qu'on trouvait durant l'enfance imposants par leur hauteur et leur masse paraissent plus tard insignifiants. Sans parler des aliénés qui se croient

(1) Il n'y a pas lieu de nous occuper du débat très connu entre les « nativistes » et les « empiriques ». Pour les uns, dès l'origine, toute sensation visuelle ou tactile contient un *quantum* d'étendue qui est l'élément primitif, servant à bâtir toutes nos constructions spatiales. Pour les autres, il n'y a que des signes locaux, tactiles ou visuels, et des mouvements dont la synthèse suffit à constituer toutes les modalités de l'étendue. Que l'on adopte l'une ou l'autre hypothèse, remarquons qu'il s'agit toujours de l'étendue comme donnée concrète (non de l'espace conçu *in abstracto*), connue immédiatement d'après les uns, par construction génétique suivant les autres. Cette discussion n'a aucun rapport direct avec notre sujet. Pour l'exposé du débat, nous renvoyons à notre *Psychologie allemande contemporaine*, ch. v. Depuis, James (*Psychology*, t. II, ch. xx) a repris la théorie nativiste et a donné de nouveaux arguments en sa faveur.

immensément grands ou infiniment petits, il y a des états momentanés qui modifient la conscience de l'étendue ; ainsi de Quincey, décrivant ses songes causés par l'opium, dit que les monuments et les paysages se montraient à lui avec des proportions si vastes, « que l'œil du corps ne pourrait les recevoir ; l'espace s'enflait, s'étendait à l'infini d'une façon inexprimable (1). » — « L'analyse réfléchie de leurs mouvements, dit Lotze, est si peu familière aux femmes, qu'on peut affirmer sans crainte d'erreur que des expressions telles que : à droite, à gauche, en avant, en arrière, n'expriment dans leur langage aucun rapport mathématique, mais certains sentiments particuliers qu'elles éprouvent, lorsque dans leur travail, elles exécutent des mouvements dans ces directions (2). » En résumé, la conscience de l'étendue (concrète) change en quantité et en qualité avec la structure, la position, l'âge, l'état momentané de l'être sentant.

II. Partant de ces données concrètes — l'étendue incluse en nos perceptions — comment l'esprit arrive-t-il à la notion abstraite de l'espace ?

L'immense majorité des hommes livrés à leurs propres forces ne s'élèvent pas au-dessus d'une notion confuse, demi-concrète, demi-abstraite, des propriétés de l'étendue, et ce que Lotze disait plus haut s'applique encore mieux à leur notion totale des rapports d'espace. La conception qui se trouve au fond de leur esprit, c'est simplement la possibilité d'aller très loin dans toutes les directions ou d'y placer des corps au bout les uns des autres. Quant à la

(1) *Psychology*, t. I., §§ 89 et 90.

(2) LOTZE, *Mikrokosmus*, II, p. 47.

limite de cette opération, elle reste vaguement déterminée. Elle se traduit pourtant par des locutions courantes, telles que : « Les corps sont dans l'espace » et autres analogues. L'espace est conçu ou plutôt imaginé comme une immense sphère qui enferme tout, comme le réceptacle de toute étendue ; il contient les corps comme une barrique contient le vin. Les cosmologies primitives, qui exigent pourtant un certain développement de la réflexion et de l'abstraction, nous révèlent la nature de cette conception, quand elles parlent du cercle de l'horizon, de la voûte du ciel, du « firmament », sorte de clôture *ferme*, et autres expressions qui dénotent la croyance en une limite infranchissable. Cette conception, au fond tout imaginative, est un bel exemple d'abstraction érigée en entité, et le fantôme ainsi créé devient à son tour la source de problèmes vains ou mal posés, comme celui qui suit.

« Nous n'avons jamais perçu, dit Stuart Mill, un objet ou une partie de l'espace, sans qu'il y eût encore de l'espace au delà et, depuis le moment de la naissance, nous avons toujours perçu des objets ou des parties de l'espace. Comment donc l'idée d'un objet ou d'une partie de l'espace pourrait-elle ne pas s'associer inséparablement à l'idée d'un nouvel espace au delà ? Chaque instant de notre vie ne peut que river cette association, et nous n'avons jamais trouvé une seule expérience tendant à la rompre. Dans les conditions actuelles de notre existence, cette association est indissoluble... Mais nous pouvons supposer que, sous d'autres conditions d'existence, il nous serait possible de nous transporter, au bout de l'espace et après y avoir reçu des impressions d'une espèce tout à fait inconnue dans notre état présent, nous deviendrions à l'instant capables de concevoir le fait et de constater sa vérité. Après quelque expérience de l'idée nouvelle, le fait nous semblerait aussi naturel que les révélations de la vue à l'aveugle guéri depuis assez longtemps. » Ce passage repose sur une équivoque. Mill paraît admettre comme base de sa discussion la notion semi-concrète, semi-abstraite, de l'espace, ci-dessus décrite, c'est-à-dire en somme celle du sens commun ; par suite, il confond et entremêle deux questions tout à fait distinctes : celle de l'étendue, donnée concrète perçue ou imaginée, et celle de l'espace, abstrait et conçu. S'agit-il de la première, c'est un problème cosmologique, objectif, dont nous n'avons rien à dire ; c'est, sous une autre forme, la répétition du débat sur les nombres infinis ; faut-il admettre, oui ou non, la grandeur continue actuelle ? S'agit-il du second, c'est un problème psychologique, subjectif, relatif à l'abstraction seule et qui trouvera plus loin sa réponse.

Jusqu'ici, en effet, le concept d'espace répond à ce moment de l'évolution que nous avons tant de fois signalé sous le nom de concret-abstrait. Le véritable concept d'espace, — d'espace purement abstrait, — n'a été constitué que le jour où les géomètres (grecs ou autres) ont dégagé des étendues diverses les caractères essentiels, fondamentaux, qu'ils appellent les « dimensions » et qu'ils ont montré par la constitution de leur science que les éléments ainsi abstraits et considérés isolément peuvent tenir lieu de tout le reste. Les éléments géométriques, dit justement Stallo, ne sont ni réels, ni imaginaires, ni hypothétiques ; ils sont *con-*

ceptuels, résultats d'abstraction. « Dans la marche de la pensée discursive, l'intelligence n'a jamais devant elle ni des objets sensibles ni la somme complète de relations qui constituent leurs images ou représentations mentales, mais seulement quelques relations ou classes de relations simples... Pendant toutes ces opérations, l'esprit sait parfaitement que ni aucun anneau de la chaîne d'abstraction ni le groupe des résultats abstraits que nous appelons un concept n'est une copie ou contre-partie exacte de l'objet représenté. Il a toujours conscience que pour manifester une vraie conformité du concept ou de quelqu'un de leurs attributs constitutifs avec les formes de la réalité objective, le groupe de relations contenues dans ces concepts devrait être complété par un nombre indéterminé d'autres relations qui n'ont pas été saisies et peut-être même ne peuvent pas l'être (1). »

Personne ne s'imagine qu'il existe dans la nature des points, lignes, surfaces, volumes, tels que le géomètre les pose, ni que ses concepts en soient des copies ; mais il n'est pas nécessaire pour cela de se réfugier dans l'*à priori :* l'abstraction suffit, c'est-à-dire l'acte qui extrait des qualités fondamentales, fixées ensuite par des définitions. Il est étrange que Stuart Mill, dans sa longue et malencontreuse dissertation sur ce sujet, se contente de dire en passant « que nous possédons une faculté par laquelle, lorsqu'une perception est présente à nos sens ou une idée à notre entendement, nous pouvons *faire atten-*

(1) Stallo, *la Physique moderne*, ch. XIII (Bibl. scient. intern.). On y trouvera une critique très serrée de la thèse de Mill sur l'induction en géométrie.

tion à une partie seulement de la perception ou de l'idée. » Avec cette remarque sur l'attention, il est tout près de reconnaître le rôle de l'abstraction (que d'ailleurs il ne nomme même pas) ; mais, au lieu d'insister, il en revient à sa thèse, « que le fondement de toutes les sciences, même déductives et démonstratives, c'est l'induction. »

Le concept d'espace, tel que les géomètres l'ont fait c'est-à-dire à son plus haut degré d'abstraction, est donc le résultat d'une dissociation : c'est l'étendue vidée de toutes ses qualités constitutives, sauf les dimensions nécessaires qui le déterminent. Ce schéma (en écartant toute considération transcendante) nous apparaît comme l'ensemble des conditions d'existence des corps, en tant qu'ils sont doués d'extension. Ainsi constitué avec les marques qui lui sont propres et le différencient de tout autre, ce concept, comme celui de nombre, est susceptible d'applications multiples et, de plus, d'être sans limites assignables dans toutes les directions ou, suivant l'expression consacrée, d'être infini. De même que le nombre concret représente des unités ou collections réelles, tandis que le nombre abstrait, détaché des réalités discontinues, permet une numération sans fin ; de même l'espace concret (étendue) répond à l'intuition de certains corps, tandis que l'espace abstrait, pur concept non représentable, sinon par des mots, comporte une extension sans bornes. Si, par hypothèse, on réussissait à compter toutes les feuilles de tous les arbres de la terre, ce nombre prodigieux correspondant à des unités concrètes ne serait rien pour l'esprit qui peut *in abstracto* compter toujours au delà. De même à l'étendue déterminée par les mouvements de nos bras, de nos jambes, par des journées de chemin de fer ou de navigation, par des ascensions en ballon et finalement par les plus puissants télescopes scrutant l'infini du ciel — à toutes ces étendues concrètes, fixées, *mesurées*, nous pouvons toujours supposer un au delà, parce que la fin d'une étendue est le commencement d'une autre.

Mais tout cela n'est qu'un travail de l'imagination manipulant des abstractions. Pour l'espace infini, la loi de construction est la même que pour le nombre infini : cet infini n'est que dans l'opération de notre esprit, c'est un pur processus psychologique : nous croyons agir sur des grandeurs réelles, et nous n'agissons que sur notre propre entendement ; nous ne faisons qu'ajouter des états de conscience les uns aux autres : l'espace n'est infini qu'en puissance, et cette puissance est en nous, rien qu'en nous ; c'est une virtualité qui ne s'épuise ni ne s'achève. L'ériger en entité, c'est réaliser une abstraction, c'est à un concept tout subjectif attribuer indûment une valeur objective. Le voyage au bout de l'espace que Stuart Mill nous proposait dans le passage précité, s'il entend par espace la simple possibilité de contenir des corps étendus, serait en fait un voyage au bout de notre esprit : s'il entend un voyage au bout du monde réel, c'est-à-dire de l'étendue déterminable et mesurable — qui n'a actuellement d'autres limites que l'imperfection de nos instruments, — alors il admet implicitement que l'univers a des bornes ; il prend parti dans un débat où la psychologie expérimentale, nous le répétons, n'a rien à voir et qu'elle est même totalement incompétente à trancher.

On sait que, durant ce siècle, des mathématiciens illustres, Gauss, 1792, dans un travail non publié, Lobatschefsky en 1829, Riemann, Beltrami, Helmholtz et beaucoup d'autres à leur suite, ont constitué une géométrie nouvelle, qui a été désignée par divers noms : astrale, imaginaire, pangéométrie, métagéométrie et finalement géométrie non-euclidienne. Son principe fondamental, c'est que notre espace euclidien n'est qu'un cas particulier entre plusieurs espaces possibles, et notre géométrie euclidienne une espèce dont la pangéométrie est le genre ; que la seule raison déterminante en sa faveur, c'est que, seule, la géométrie euclidienne est pratiquement applicable et vérifiée par l'expérience. Ces travaux, outre leur intérêt direct pour les mathématiciens, ont donné lieu déjà à des considérations philosophiques assez nombreuses. Bien qu'ils n'aient que des rapports fort éloignés avec la psychologie, ils méritent d'être rappelés, parce qu'ils permettent de mieux comprendre la genèse du concept d'espace et parce qu'ils sont une preuve éclatante du pouvoir de construction de l'esprit, affranchi des données expérimentales et soumis aux seules règles de la logique.

Notre espace étant à trois dimensions, les néo-géomètres ont spéculé d'abord sur l'hypothèse d'un espace à 4, 5, *n* dimensions. Plus tard, ils ont préféré, comme base de leurs recherches, l'espace à trois dimensions considéré non plus comme plan (espace euclidien), mais comme sphérique ou pseudo-sphérique, c'est-à-dire au lieu d'une courbure nulle, ayant une courbure positive (espace sphérique), ou négative (espace pseudo-sphérique). Leur point de départ est le rejet du *postulatum* d'Euclide ; ils n'admettent pas que, par un point, on ne puisse tracer qu'une seule parallèle à une ligne donnée. Dans l'espace sphérique, il n'y a rien d'analogue aux parallèles euclidiennes ; dans l'espace pseudosphérique, on peut d'un point quelconque tirer deux parallèles ; dans la première hypothèse la somme des trois angles d'un triangle est plus grande que deux droits ; dans la seconde hypothèse, elle est plus petite. Ainsi, de déductions en déductions, les néo-géomètres ont construit un édifice très différent de la géométrie ordinaire et qui n'est soumis à d'autres conditions que d'être pur de toute contradiction interne.

Pour notre sujet, la seule utilité de l'invention des géométries imaginaires, c'est d'avoir renforcé, comme par un procédé de grossissement, la distinction entre l'espace *perçu* et l'espace *conçu :* celui-ci peut revêtir diverses formes suivant le procédé d'abstraction employé et fixé dans les définitions. L'espace dit euclidien n'a qu'un avantage, c'est d'être le plus simple, le plus pratique, le mieux adapté aux faits ; bref, celui qui comporte le moindre écart entre l'idéal et notre expérience, et par conséquent le plus utile. A la vérité, quelques néo-géomètres ont soutenu qu'il « reste incertain si l'espace peut avoir ou ne pas avoir les mêmes propriétés à travers tout l'univers... et qu'il est possible que dans la marche rapide du système solaire à travers l'espace, nous puissions graduellement passer à des régions dans lesquelles l'espace n'a pas les propriétés que nous lui connaissons » ; mais cette thèse qui, au fond, réalise une entité, ne paraît pas avoir rallié beaucoup de partisans. On en trouvera une longue critique dans Stallo (*ouv. cité.*, ch. XIII).

Quant à savoir en quelle mesure les conceptions nouvelles s'accordent ou non avec la théorie sur l'espace, « forme *à priori* de la sensibilité », on ne s'entend pas : les uns les jugent indifférentes, les autres défavorables au kantisme ; ce litige, qui d'ailleurs ne nous regarde pas, n'est pas encore vidé.

Pour conclure, l'étendue est une donnée primaire et irréductible de la perception : elle est multiple, pleine, hétérogène, continue (du moins en apparence), variable, peut-être finie ; tandis que l'espace (concept) est vide, un, homogène, continu, invariable et sans limites, infini.

Beaucoup d'hommes et de races ne dépassent pas ce stade, celui de la représentation concrète, qui répond au premier moment de l'évolution dans l'individu et dans l'espèce.

Le premier pas vers le concept d'espace (période concrète-abstraite) consiste à se le représenter comme le lieu, le réceptacle de tous les corps. C'est le résultat immédiat de la réflexion primitive : *image* plutôt que concept, à laquelle l'esprit attribue une réalité illusoire.

Le vrai concept, résultat de l'abstraction, a été l'œuvre des géomètres. Il est constitué en fait par une synthèse d'abstraits ou extraits qui sont, d'après Riemann : grandeur, continuité, dimension, simplicité, distance, mesure. Cette synthèse ou association d'abstraits n'a rien de nécessaire; ses éléments peuvent être combinés de diverses manières : d'où la possibilité de divers concepts d'espace (euclidien, non euclidien). L'espace conçu comme infini se réduit au pouvoir qu'a l'esprit humain de former des séries, et il les forme grâce à l'abstraction qui lui permet de saisir la loi de leur formation.

L'intuition est la base commune de tous les concepts d'espace. L'espace euclidien repose directement sur elle et sur les définitions. Les espaces non euclidiens reposent indirectement sur elle, mais surtout sur les définitions.

Quoique inapplicables au monde réel, ces derniers, qui sont des constructions où l'esprit n'est soumis à d'autre loi que l'accord avec lui-même, sont de brillants exemples du pouvoir de l'abstraction, parvenue à son plus haut degré de développement.

SECTION III

LE CONCEPT DE TEMPS

Comme pour l'espace, il faut dans l'évolution de la notion de temps examiner d'abord la donnée concrète qui est au point de départ, c'est-à-dire la *durée* réelle ; ensuite le concept qui en est extrait, le temps *in abstracto*, que nous aurons à suivre dans les moments successifs de son développement.

I

La durée réelle, concrète, est une qualité connue par elle-même, incluse dans les sensations internes et externes, plus tard dans les représentations, que la psychologie, en ce qui la concerne, doit accepter comme une donnée ultime. Quelle est cette durée concrète fournie par l'expérience ? On peut dire à la rigueur que c'est le présent : mais cette réponse est quelque peu théorique, car il faut reconnaître que ce que nous nommons le présent a des limites vagues et flottantes ; de plus, que sa distinction claire et précise d'avec ce qui a précédé et ce qui suivra — le passé et le futur — paraît se produire assez tard. Les langues primitives nous en ont fourni des témoignages objectifs (ch. II), dans les temps à valeur indécise de leurs verbes. Rappelons aussi ce fait tant de fois observé que les enfants, même à l'âge de trois ans et au delà, ont des notions très confuses sur le passé et le futur, brouillent tout, ne discernent pas entre « hier » et la semaine passée, entre « demain » et la semaine prochaine (J. Sully). Toutefois, il faut bien admettre que le présent a ce privilège d'apparaître à la conscience comme la durée-type, l'étalon, la mesure à laquelle tout doit être rapporté : et il ne peut en être autrement, puisqu'en fait (ce qu'on oublie trop souvent) nous ne vivons que dans le présent ; que le passé et le futur n'existent pour nous, ne sont connus par nous que sous la condition de devenir présents, d'occuper la conscience *actuelle*. Le présent est le seul élément psychique qui, consciemment ou inconsciemment, donne à la durée un contenu, une réalité.

Il est essentiel de se débarrasser de cette opinion accréditée par beaucoup d'auteurs, que le présent n'est qu'un moment insaisissable, une transition, un passage, un éclair, un point mathématique, un zéro, un rien : c'est lui seul au contraire qui dure, tautôt long, tantôt court. Il est même possible, en une certaine mesure, de déterminer ses limites et de dépasser cette description vague. En cela, nous sommes aidés par les travaux des psychophysiciens. On peut dire que cette étude, longtemps restreinte à des dissertations métaphysiques, est entrée dans une phase positive avec Czermak, qui (en 1857) ouvrit une voie nouvelle, où il a été suivi par beaucoup d'autres. Des nombreuses recherches et expériences faites sur « le sens du temps », beaucoup peuvent être omises sans préjudice pour notre sujet, et leur exposé nous détournerait de notre but principal; mais nous devons rappeler sommairement celles qui ont rapport soit à la perception actuelle de la durée, soit à la reproduction dans la mémoire de la durée passée (1).

1° Ce présent, qu'on déclare insaisissable, a été pourtant déterminé quant à son *minimum* de durée. Pour le temps de discernement entre deux sensations différentes (pris comme type de l'acte psychique simple et court par excellence), Kries et Auerbach ont trouvé des durées qui varient entre $0^s,01$ et $0^s,07$, soit une moyenne de $0^s,03$. Depuis, Exner, en expérimentant avec la roue de Savart, a constaté que pour que deux coups successifs soient perçus comme tels, l'intervalle peut être réduit à $0^s,05$: de même pour le bruit produit par deux étincelles électriques. Pour l'œil, le plus petit intervalle perceptible entre deux impressions tombant sur la tache jaune est de $0^s,044$. Au-dessous, une des conditions nécessaires de la conscience — la durée suffisante — fait défaut.

Quelques expériences dues à Wundt et à ses élèves nous renseignent aussi sur le *maximum* de durée saisissable à la conscience. Ils ont fait usage presque exclusivement des impressions auditives, plus étroitement apparentées que les autres au sens du temps. Wundt trouve que douze impressions, équivalant à une durée variant de $3^s,6$ à 6 secondes, peuvent être perçues clairement comme formant un groupe. Dietze admet la perception comme tout continu

(1) Pour l'histoire complète de la question, depuis l'antiquité jusqu'aux travaux contemporains, on consultera avec profit la monographie de Nichols : *The Psychology of time*, publiée dans l'*American Journal of Psychology*, t. III, fasc. 4, pp. 453-530.

de 40 coups du métronome, à condition que l'esprit les ordonne spontanément en 5 sous-groupes de 8 ou 8 sous-groupes de 5. Durée totale : 12 secondes. Quelques autres varient dans leurs conclusions de 6 à 12 secondes et même plus (1). James incline à croire que le présent actuel pourrait aller jusqu'à une *minute*.

Naturellement les chiffres, dont nous ne donnons qu'un petit nombre, varient suivant les sujets, la qualité des impressions reçues, les conditions de l'expérience, l'exercice, etc. Il ne faut pas oublier non plus que ces recherches de laboratoire sont quelque peu artificielles et qu'elles étudient la perception du présent dans des conditions voulues de simplicité qui ne sont pas précisément celles de la conscience spontanée ; mais il en ressort que le présent n'est pas une abstraction, un néant et nous pouvons conclure avec W. James « en disant que nous sommes constamment conscients d'une certaine durée dont la longueur varie de quelques secondes à une minute au plus ; que cette durée (avec son contenu qui est perçu comme ayant une partie avant et une autre partie après) est notre intuition originelle du temps. Les temps plus longs sont conçus par addition, les temps plus courts par division des parties de cette unité à synthèse vague ; habituellement nous les pensons à l'aide des signes (2). »

2° Les expériences relatives, non plus à la conscience de la durée actuelle, mais à la *reproduction* des durées et la

(1) Pour ces expériences et celles qui vont suivre, consulter particulièrement Wundt, *Physiologische Psychologie*, 4e édition (allemande), t. I. pp. 408 et suiv.

(2) W. James, *Psychology*, I, 642.

détermination des erreurs qu'elle comporte, sont fort nombreuses et peu concordantes. Je ne les rappelle en passant que parce qu'elles sont éminemment propres à montrer le caractère très relatif et précaire de nos notions concrètes de la durée.

A travers toutes les divergences, la formule énoncée par Vierordt, le principal initiateur de ces recherches, reste stable : notre connaissance du temps vient, non d'une sensation, mais d'un jugement, et dans notre appréciation rétrospective de durée, nous diminuons celles qui sont longues, et nous augmentons celles qui sont courtes. — Mais les débats et désaccords des expérimentateurs portent surtout sur la détermination du « point d'indifférence ». Vierordt désignait par ce nom l'intervalle de temps que nous apprécions avec le plus d'exactitude, que nous n'avons aucune tendance à allonger ni à abréger, en sorte que, si nous sommes requis d'en faire la répétition expérimentale, l'erreur est nulle ou très rare. Cette durée, reproduite toujours conformément à la réalité, serait : 0″,35 d'après Vierordt et Mach ; 0″,40 (Buccola), 0″,72 (Wundt), 0″,75 (Kollert), 0″,71, etc. Suivant un autre (Glass), il y aurait une série de points doués de la plus grande exactitude relative : 1″,5, 2″,5, 3″,75, 5″, 6″,25, etc. Munsterberg a vivement critiqué tout cela, chiffres et expériences, pour des raisons qui seront exposées plus loin.

Indépendamment de ces expériences, qui sont restreintes à des événements très simples, les faits de la vie quotidienne montrent avec surabondance que notre mémoire de la durée est presque toujours inexacte. Ainsi, on a fait souvent cette remarque qu'à mesure que l'on avance en âge, les années paraissent plus courtes : ce qui est encore un cas d'abréviation du temps long (1). Il est à peine nécessaire de rappeler que notre appréciation de la durée (concrète) comme celle de l'étendue (concrète) dépend de conditions multiples et varie avec elles. Avant tout, la constitution, le tempérament : que l'on compare un flegmatique à un nerveux ; un Oriental « pour qui le temps ne compte pas » à un Occidental agité par sa vie fébrile. Ajoutons l'âge, le nombre et la vivacité des impressions reçues, certains états pathologiques, etc., et nous trouverons ici, comme pour l'espace, la variabilité de la connaissance concrète s'opposant à la fixité du concept.

Cette conscience de la durée si flottante, variable et instable qu'elle soit, est pourtant la source d'où dérive toute notion abstraite du temps : mais elle-même, d'où vient-elle ? où est son origine ? « Le temps a été appelé un acte de l'esprit, de la raison, de la perception, de l'intuition, des sens, de la mémoire, de la volonté et de toutes les formes composées possibles qui peuvent en résulter. On l'a même considéré comme un sens général accompagnant les processus mentaux, de la même manière que font le plaisir et la douleur (2). » Voilà bien des réponses. Ajoutons que parmi les origines supposées, quelques auteurs n'en veulent admettre qu'une, — une seule, — sans que rien légitime ce choix exclusif.

(1) Sous ce titre : « Une illusion d'optique interne », M. Paul Janet a étudié ce sujet (*Revue philosophique*, 1877, t. III, p. 497 et suiv.), et il explique cette illusion en supposant que la durée apparente d'une certaine portion du temps, dans la vie de chaque homme, est proportionnelle à la durée totale de cette vie.

(2) Nichols, article cité, p. 502.

Les uns préfèrent les sensations *externes*, en tant qu'elles nous donnent la conscience d'une succession. L'ouïe a été appelée le sens du temps par excellence. Cette thèse a été soutenue notamment par Mach : comme dans une mélodie, nous pouvons séparer le rythme des sons qui la constituent, il en conclut que le rythme forme une série distincte et qu'il doit y avoir, dans l'oreille comme dans l'œil, un appareil d'accommodation qui pourrait être l'organe du « sens des temps ». — D'autres réclament en faveur du sens général, le toucher, capable chez tous les animaux de recevoir une succession d'impressions à la fois distinctes et formant série. — La vue, avec sa perception si rapide et si fine des changements et des mouvements, est un organe admirablement adapté à la formation des rapports de séquence, éléments constitutifs du temps. D'ailleurs, les premiers essais pour déterminer le temps (la succession des jours et des nuits, des saisons, etc.) n'ont-ils pas pour base des perceptions visuelles ?

Cependant, la plupart des psychologues contemporains inclinent avec raison à chercher l'origine principale de la notion de durée dans les sensations *internes ;* et elles doivent cette prérogative à la nature primordiale et rythmique qui est propre aux principales fonctions de la vie. « Un animal stationnaire, dit Herbert Spencer, sans yeux, ne recevant des sensations distinctes des objets externes que par des contacts produits à des intervalles longs et irréguliers, ne peut avoir dans la conscience aucun rapport composé de séquence [temps], sauf ceux qui viennent du rythme lent de ses fonctions. Même chez l'homme, les intervalles de la respiration, joints quelquefois aux intervalles entre les pulsations du cœur, fournissent une partie des matériaux d'où notre conscience de la durée est dérivée et, si nous n'avions pas des perceptions continuelles des changements externes, ces actions organiques rythmiques nous fourniraient évidemment des données importantes pour notre conscience du temps et même nos seules, en l'absence des rythmes locomoteurs. » — Le rythme, dit Horwicz, est la mesure et la seule mesure du temps ; un être incapable d'intervalles périodiques réguliers ne pourrait atteindre aucune conception du temps. Toutes les fonctions rythmiques du corps concourent à cette fin : la respiration, le pouls, les mouvements de la locomotion, la faim, le sommeil, les travaux, nécessités et habitudes de toute sorte. » — Guyau soutient au fond la même thèse, sous une forme plus métaphysique : « Le temps est en germe dans la conscience primitive, sous la forme de la force, de l'effort : la succession est un abstrait de l'effort moteur exercé dans l'espace. Le passé, c'est de l'actif devenu passif (1). »

Plus récemment Münsterberg (2) a attribué un rôle prépondérant, presque exclusif, à la respiration. Quoique d'après lui, l'origine de notre notion de la durée doive être cherchée dans la conscience de l'effort musculaire en général et qu'il ait sa primitive mesure dans le rythme des processus corporels ; cependant l'élévation et l'abaissement graduel du sentiment d'effort qui accompagne les deux phases de la fonction respiratoire (inspiration, expi-

(1) H. SPENCER, *Psychology*, t. I, § 91. — HORWICZ, *Psychologische Analysen*, t. III, p. 145. — GUYAU, *Genèse de l'idée du temps*, pp. 35 et suiv.

(2) *Beiträge zur experimentelle Psychologie*, II (1889).

ration) lui paraissent la source principale de notre appréciation de la durée. Après une critique assez vive des tentatives de ses devanciers (dont il a été question plus haut) pour déterminer « le point d'indifférence », il soutient que leurs désaccords ont pour cause une compréhension incomplète des événements psychiques qui se produisent au cours des expériences. Dans la perception des battements successifs d'un métronome ou des coups du marteau électrique de Wundt, on ne tient compte que des impressions auditives : c'est un tort. On suppose que les sensations-limites sont tout le contenu de la conscience et que les intervalles entre elles sont vides : nullement, ils sont remplis par un acte d'attention ; on a conscience d'un processus de tension variable qui, du moment initial, va en décroissant jusqu'à zéro, pour croître de nouveau et s'adapter à l'impression sonore qui doit suivre. En d'autres termes, dans la perception de trois coups successifs, il y a non pas trois états de conscience, mais *cinq* : trois sensations externes et deux sensations internes. C'est ainsi qu'il faut compter, si l'on veut déterminer rigoureusement les conditions *psychologiques* de l'expérience. A l'appui, Münsterberg invoque les résultats suivants qui lui sont propres.

On commence par déterminer « le temps normal », c'est-à-dire la quantité de durée qui doit être reproduite par l'expérimentateur aussi exactement que possible (« temps de comparaison »).

Dans un cas, des durées diverses sont données, telles que : 15^s, 7^s, 22^s, 18^s, etc., sans s'inquiéter du moment de la respiration du sujet (expiration ou inspiration) qui lui-même réagit au hasard. Dans la reproduction du temps normal, l'erreur moyenne est de 10,7 %.

Dans le second cas, on donne encore les mêmes nombres, mais en veillant à ce que le sujet commence sa période d'estimation juste au stade respiratoire qui a coïncidé avec le commencement du temps normal. L'erreur moyenne n'est plus que de 2,9 %.

Dans les deux cas précités, il n'y a aucune interruption entre la détermination du temps normal et sa reproduction ; les deux opérations se suivent immédiatement. Si au contraire on intercale entre les deux un moment d'arrêt, une pause, variant de 1^s à 60^s, les résultats sont : en procédant au hasard, comme dans le premier cas, erreur moyenne 24 %; en procédant comme dans le second cas, erreur moyenne 5,3 %.

On a reproché à Münsterberg, non sans raison, d'attribuer à la respiration, entre toutes les sensations internes, le privilège exclusif de mesurer le temps. Une critique moins fondée consiste à prétendre que sa thèse est dénuée de valeur, parce que nous apprécions bien plus facilement les variations de durée dans les battements d'un pendule que les changements dans la rapidité ou la lenteur de notre respiration. C'est confondre deux moments distincts dans la genèse de la notion de durée : sa période de formation et sa période de constitution ; ce qui se passe à l'origine et ce qui se passe chez l'adulte. Notre mesure est d'abord subjective, variable ; le progrès consiste à lui substituer une mesure objective, fixe. Sans doute, celle-ci est supérieure en clarté et en précision ; mais cela n'est ni une preuve ni même une présomption qu'elle est première en date : nous reviendrons ci-après sur ce point.

En somme, notre conscience de la durée est un état complexe, il serait plus exact de dire un processus ; car elle est moins un état qu'un devenir. Les sensations vitales à forme rythmique en sont le noyau ; c'est un chronomètre intérieur, fixé dans les profondeurs de notre organisme. A cet élément subjectif s'ajoutent et se coordonnent d'autres éléments objectifs : les successions régulières qui ont pour causes les sensations externes. Ils forment l'enveloppe du noyau et constituent la portion sensible de notre conscience de la durée, mais non sa totalité.

II

Jusqu'ici nous n'avons considéré le temps que sous sa forme concrète, donnée par la conscience comme événement actuel ou ravivé par la mémoire comme événement passé. Reste à suivre le développement complet de cette notion jusqu'à son extrême limite. Dans cette étude il convient de distinguer deux stades :

Le premier qui dépend de la mémoire et de l'imagination, consiste à penser une certaine étendue de durée, plus ou moins vaguement représentable : un jour, une semaine, une année, etc.

Le second qui dépend de l'abstraction seule, donne le temps en général, le pur concept, non représentable, déterminé par les signes seuls.

Premier stade. — Il y a des esprits qui ne le dépassent pas. En ce qui concerne le temps, ce stade répond aux formes inférieures de l'abstraction que nous avons tant de fois désignées par les termes : images génériques et, à un plus haut degré, notions concrètes-abstraites (abstraits moyens).

La forme la plus basse, — immédiatement supérieure à la connaissance de la durée concrète, — résulte, comme les images génériques, de la répétition d'une succession d'événements à récurrence constante et à peu près uniforme ; c'est-à-dire de séries à termes variables, mais qui commencent et finissent toujours de la même manière : tels l'apparition et la disparition du soleil, se coucher pour dormir et se réveiller, et autres faits analogues de la vie ordinaire. Le début et la fin sont toujours les mêmes, quels que soient les changements dans les états intermédiaires ; ils constituent des points de repère. Ces images génériques se rencontrent chez les animaux supérieurs, les enfants, les races primitives.

En quelle mesure les animaux supérieurs sont-ils capables d'avoir une certaine représentation du temps, construite avec leur expérience de la durée réelle ? C'est un problème très obscur et très peu étudié. Naturellement, il ne s'agit pas du temps *in abstracto*, du concept, mais de la reconnaissance de certains cycles souvent répétés. On sait que beaucoup d'animaux ont une connaissance assez précise de durées assez longues, qui leur est fournie par la périodicité de leurs besoins (moments où on leur donne la nourriture, où on les fait sortir, etc., etc.). En dépouillant tout préjugé, on en trouve d'autres qui, en sus de cette connaissance d'origine vitale, subjective, ont aussi une connaissance assez exacte de certaines périodes régulières, d'origine objective, déterminées par le cours des phénomènes naturels, notamment par la marche du soleil (1). A tout cela on peut assigner comme cause la prépondérance, incontestable dans la vie animale, de l'automatisme et de la routine : ce qui équivaut à dire que la notion de ces durées se forme par une assimilation passive qui est, nous l'avons vu, le procédé créateur des images génériques.

D'après certains auteurs, il y aurait des exemples d'une appréciation exacte de durées beaucoup moins simples. Brehm dit que pendant une longue traversée, un orang-outang faisait les mardis et vendredis, à huit heures, une visite aux matelots, parce qu'on leur donnait ces jours-là du sagou, du sucre et de la cannelle dont il prenait sa part. On a souvent cité, d'après Romanes, l'anecdote des oies qui, régulièrement tous les quinze jours, venaient de fort loin au marché d'une petite ville anglaise pour picorer le grain répandu sur la place. Une fois, le marché ayant été supprimé pour un deuil national, les oies n'en vinrent pas moins au jour ordinaire (2). Ces faits et leurs analogues ne me paraissent ni assez nombreux ni assez rigoureusement observés pour permettre une conclusion ferme.

Précédemment nous avons fait remarquer que jusqu'à l'âge de trois ans et au delà, les enfants, qui ont déjà une

(1) Dans son *Histoire naturelle de la croyance*, pp. 208-212, Van Ende a recueilli un grand nombre de faits de ce genre, mais qui ne sont pas tous également probants.

(2) Romanes, *Animal Intelligence*, t. II, ch. x. Il faut remarquer que l'auteur ne rapporte le fait que d'après un témoignage ; que le narrateur dit que cela s'est passé « il y a une trentaine d'années » ; enfin « qu'il ne se rappelle pas précisément les circonstances qui déterminèrent cette habitude ».

connaissance suffisante des rapports d'espace (lointain, proche, dedans, dehors, en haut, en bas, etc.), n'ont qu'une notion très confuse de durées aussi courtes que celles de trois ou quatre jours, d'une semaine. On a émis l'opinion, d'ailleurs hypothétique, que pour eux l'extension de la notion de durée résulterait de l'attente plutôt que du souvenir, d'une orientation vers l'avenir plutôt que vers le passé.

La période concrète-abstraite, avec ses divers degrés confinant d'une part aux images génériques, d'autre part au concept pur, se rencontre chez les peuplades sauvages et dans les civilisations naissantes. C'est un stade que toutes les races humaines ont dû parcourir ; beaucoup qui existent encore ne l'ont pas franchi. Les jours (révolution solaire), les mois (révolution lunaire), les saisons, c'est-à-dire un ensemble de changements d'aspect dans la nature, sont les premières et les plus simples notions d'un temps quelque peu étendu. Il n'est pas de tribu si dénuée qui ne se soit élevée jusque-là. La détermination, même approximative de l'année (solaire), marque un progrès décisif.

Le caractère propre à cette période, dans son bas degré, c'est que la notion de temps ne peut être encore séparée, extraite, de la succession des événements. C'est un état de l'intelligence dont nous avons déjà donné bien des exemples. Ce n'est pas par poésie que le sauvage compte l'âge de ses enfants par la floraison de certaines plantes, — et on sait que les locutions analogues abondent chez les peuples primitifs, — ce n'est pas par goût inné pour les métaphores, mais parce qu'il a besoin de marques concrètes pour fixer les durées. Il ne peut penser *in abstracto* les périodes un peu longues ; il faut qu'elles soient imaginées, représentées en vertu d'un choix plus ou moins arbitraire, emprisonnées dans un moule concret. D'ailleurs, en l'absence d'une numération étendue, cohérente, systématique, l'esprit s'égare dès les premiers pas ; il manque du véhicule nécessaire pour se mouvoir en avant et en arrière, en sachant où il va. Les phénomènes naturels qu'il prend comme point de repère sont de pauvres succédanés du signe absent et par surcroît le rivent invinciblement au concret.

A mon sens, le point culminant de cette période est atteint dans la conception populaire du temps considéré comme une entité vague qui se déroule en suscitant les événements. Telle est l'idée qu'on rencontre chez la plupart des hommes de culture moyenne et qui ignorent toute spéculation philosophique sur ce sujet. Elle est le terme où aboutit la réflexion commune, spontanée, livrée à elle-même. Ainsi on dit du temps qu'il amène l'imprévu, console les douleurs, éteint les passions, change les goûts, résout les difficultés et ainsi de suite : il apparaît comme une puissance active, une chose en soi. En fait, nulle abstraction peut-être n'a été si souvent réalisée. Remarquons à l'appui, que le temps a été souvent personnifié et même divinisé dans plusieurs religions. Pareil honneur n'est jamais advenu à l'espace. La cause de cette différence, c'est parce que le temps a un caractère intérieur, humain ; mais surtout parce qu'il s'oppose à l'espace comme le dynamique s'oppose au statique : c'est une entité qui se manifeste par le mouvement et le changement, par suite essentiellement agissante et vivante. Tandis que, dans la conception populaire, l'espace est le réceptacle *passif* des corps, le temps est le ressort *actif* qui fait tout marcher.

DEUXIÈME STADE. — Les images génériques de la durée, plus tard la représentation semi-concrète, semi-schématique de laps de temps assez longs fournissent la matière d'où sort le concept purement abstrait du temps. Nous avons soutenu précédemment (p. 173) que le véritable concept d'espace a été constitué le jour où les géomètres anciens ont dégagé des étendues diverses les caractères essentiels qu'ils appellent les dimensions. Nous pensons de même que les premiers astronomes, sans le savoir et le chercher, ont, par leurs travaux, dégagé les caractères essentiels du temps conçu *in abstracto*. D'abord, ils ont purifié la notion de durée de tout caractère anthropomorphique, en l'étudiant objectivement, dans le cours des phénomènes réguliers de la nature. De plus, ils ont introduit la mesure. Les Chaldéens qui, à l'époque d'Alexandre, possédaient une série d'observations astronomiques embrassant une période de 1.900 ans, qui n'avaient erré que de deux minutes dans la fixation de l'année sidérale, qui avaient déterminé un cycle de 6.585 jours leur servant à calculer les éclipses (1) ; plus tard les inventeurs des clepsydres, des sabliers et autres instruments plus ou moins

(1) Suivant la remarque de Delambre, les Chaldéens n'ont pu découvrir ce cycle appelé *saros* par les mathématiciens grecs, que par l'étude de leurs notes commémoratives, c'est-à-dire que, d'une masse considérable d'observations, ils ont *extrait* ou *abstrait* une récurrence constante.

imparfaits pour mesurer les subdivisions du jour : tous ceux-là ont fait plus que les spéculations métaphysiques pour débarrasser notre sujet des conceptions populaires, ou du moins ils ont grandement préparé la voie. Habitués, comme nous le sommes, dans la vie civilisée à une connaissance commode et exacte de l'écoulement du temps, à tel moment qui nous plaît, grâce à nos horloges et à nos montres, nous oublions combien est différent l'état d'esprit de l'homme qui n'a pour guides que des approximations : la hauteur du soleil variable suivant les saisons et autres changements naturels qui renseignent mal. L'un vit dans le précis, l'autre dans le vague ou l'à peu près, c'est-à-dire le mystère. Il importe peu que notre mesure du temps (comme toute autre) soit relative, et les problèmes agités à ce sujet ne nous regardent pas. Par elle — par la mesure — la notion du temps a pris une marque *quantitative :* elle apparaît non plus comme une entité, mais comme une possibilité d'événements successifs, comme un processus divisible et subdivisible ; comme un extrait ou un abstrait, posé à part des événements, dissocié d'eux par une opération de l'esprit : bref, le temps n'est plus une chose réelle ou imaginaire, mais *conceptuelle*.

Il est inutile de répéter pour le temps ce qui a été déjà dit pour l'espace et est applicable aux deux. Comme l'espace et le nombre, le temps peut être conçu sans limites ; mais ici encore l'infini n'est que dans notre opération. Nous pouvons ajouter des siècles à des siècles, des milliers d'années à des milliers d'années. Ce temps infini n'est qu'en puissance ; nous le constituons de deux manières : à l'aide de la série des nombres, c'est le procédé ordinaire, le plus simple, le plus abstrait ; ou bien en le remplissant d'événements fictifs, de constructions arbitraires, pour l'avenir ; en évoquant l'image d'états évanouis, quand nous descendons aux premiers âges géologiques de notre globe, à la période de la nébuleuse et ainsi de suite. Mais cette conception d'un temps infini est toute subjective et par elle-même ne nous révèle rien sur la nature des choses : nous ne faisons qu'ajouter des états de conscience à des états de conscience ; c'est une possibilité de progression et de régression qui ne s'épuise jamais ; rien de plus.

Par une illusion fréquente, on transforme cet infini conçu en un infini réel ; on oublie que l'esprit ne travaille que sur l'abstrait, c'est-à-dire sur une fiction, utile sans doute, mais qui n'est créée que par nous et suivant notre nature intellectuelle.

Supposons que, par suite d'un refroidissement graduel, de la disparition des mers ou pour une cause quelconque, l'homme et tout animal capable d'apprécier la durée disparaisse de la surface de la terre ; le temps disparaît avec eux. Sans doute, la terre continuerait à tourner autour de son axe, la lune autour de notre planète, le soleil à suivre son cours ; mais il n'existerait plus que des mouvements. De même que, si tout œil disparaissait, il n'y aurait plus ni lumière ni couleur ; que, si toute oreille venait à manquer, il n'y aurait plus ni sons ni bruits ; mais la simple possibilité de sensations lumineuses et auditives, si des organes appropriés surgissaient de nouveau : de même, dans notre hypothèse, il ne resterait qu'une possibilité de temps. La conscience est la condition nécessaire d'une notion quelconque du temps qui paraît et disparaît avec elle.

Il n'entre pas dans notre sujet d'exposer les nombreuses opinions qui ont été émises sur la nature du procédé psychologique par lequel la notion primitive du temps se constitue dans la conscience. Cette question est distincte, d'une part, de l'histoire de son développement comme notion abstraite que nous avons essayé de retracer; d'autre part, de toute hypothèse sur son origine ultime (forme *à priori* de Kant, loi de l'esprit de Renouvier, innéité cérébrale de H. Spencer, etc.) qui n'explique pas son apparition à titre de fait, sa genèse selon l'expérience. Nous résumerons pourtant, à titre de complément, les opinions les plus récentes des psychologues (1).

Il est clair que pour que la notion de temps se constitue, la simple succession des impressions ne suffit pas; il faut que cette succession soit connue comme telle, sentie ou pensée comme succession. Comment est-elle connue? Les opinions contemporaines sur ce point me paraissent réductibles à deux types principaux.

1° Les uns admettent, comme conditions suffisantes, des sensations et de leurs images consécutives, des états forts et des états faibles; mais tels, qu'avant que le premier ait disparu de la conscience, le second y a surgi.

« Supposons, dit Wundt, que les coups semblables d'un pendule se succèdent dans une conscience vide, à intervalles réguliers. Quand le premier a disparu, son image reste jusqu'à ce que le second se produise. Celui-ci reproduit le premier, en vertu de la loi d'association par ressemblance; mais en même temps il rencontre l'image qui persiste encore. Ainsi la simple

(1) Pour les détails, consulter, outre l'article de Nichols déjà cité, J. SULLY, *The Human Mind*, t. II, append. E, et JAMES, *Psychology*, t. Ier, pp. 632 et suiv.

répétition du son contient tous les éléments de la perception du temps. Le premier son (rappelé par association) donne le commencement, le second la fin, et l'image persistante représente la longueur de l'intervalle. Au moment de la seconde impression, la perception entière du temps existe d'un bloc, car tous les éléments sont présentés ensemble : le second son et l'image immédiatement et la première impression par reproduction. »

« Le phénomène de la sommation des excitations, dit W. James, dans le système nerveux, prouve que chaque excitation laisse après elle quelque activité latente qui ne disparaît que graduellement. La preuve psychologique de ce fait nous est fournie par ces « images consécutives » que nous percevons, quand l'excitation sensorielle a disparu... A tout moment, au sentiment de la chose présente doit se mêler l'écho affaibli de toutes les autres choses que les secondes précédentes nous ont fournies. Ou, pour s'exprimer en termes neurologiques : il y a à chaque moment une cumulation de processus cérébraux se recouvrant les uns les autres, en sorte que les plus faibles sont les phases expirantes des processus qui peu auparavant étaient actifs au plus haut degré. La quantité de ce recouvrement détermine le sentiment de durée occupée... Pourquoi une telle intuition résulte d'une telle combinaison de processus cérébraux, je ne prétends pas le dire. Je ne vise qu'à établir la forme la plus élémentaire de la conjonction psychologique. » L'auteur a grand soin de répéter à plusieurs reprises qu'il n'a pas la prétention *d'expliquer*.

2° Les autres admettent des sensations et des intervalles ; toutefois ceux-ci ne sont plus des images, mais des sensations internes de tension, d'effort : élément plutôt subconscient, que la conscience peut pourtant saisir par observation ou induction. Cette théorie a, plus que la première, un caractère actif.

La forme la plus nette et la plus complète de ce mode d'explication est celle de Münsterberg, exposée précédemment.

Fouillée soutient la même thèse comme cas particulier de sa

théorie générale des « idées-forces ». Le présent apparent est une synthèse de présents réels. Ce que nous percevons primitivement, ce n'est pas la fixité, mais le changement ; nous sentons les transitions. Le point de vue statique doit être complété par le point de vue dynamique.

La séparation complète du présent et du passé est une fiction mathématique. Le sentiment de la transition qui est dans l'appétit sert à former la série. Le temps est une forme de l'appétit ; sous l'image flottante, il y a une tendance au mouvement. Un être sans volition n'aurait pas de représentation du temps : le temps est une forme de l'appétition (1).

« Il est probable, dit Mach, que le sentiment du temps est lié à cette usure organique, nécessairement liée à la production de la conscience et que le temps que nous sentons est probablement dû au travail de l'attention... Pendant la veille, la fatigue de l'organe de la conscience croît incessamment, et le travail de l'attention augmente aussi incessamment. Les impressions qui sont jointes à une plus grande quantité de travail attentionnel nous apparaissent comme les plus anciennes (2). »

D'autres (Waitz, Guyau et plus spécialement Ward) admettent des *signes temporels* à l'imitation des « signes locaux » de Lotze. Nos actes successifs d'attention laissent une série de résidus variables en intensité et en netteté ; ces « signes temporels » nous permettent de concevoir les représentations comme successives et non plus comme simultanées. « Quelle est la distance qui sépare *a* de *b*, *b* de *c* et ainsi de suite ? C'est probablement le résidu de ce que j'ai appelé le signe temporel, en d'autres termes, c'est le mouvement de l'attention de *a* à *b* (3). »

Ces extraits suffisent pour déterminer le caractère propre à la

(1) Fouillée, *Psychologie des Idées-forces*, t. II, pp. 81-104.

(2) Mach, *Beiträge zur Analyse der Empfindungen*, pp. 103 et suiv.

(3) Ward, art. *Psychology (Encycl. Britannica)*, pp. 65 et suiv.—Sur la métaphysique du temps considéré comme hétérogénéité pure, voir le récent ouvrage de Bergson : *Essai sur les données immédiates de la conscience*, pp. 76 et suiv.

deuxième thèse, qui me paraît préférable à l'autre : elle est plus complète. En effet, elle tient compte non seulement des états clairs, existant dans la conscience, mais des états subconscients ; elle ne se restreint pas aux éléments intellectuels seuls (sensations et images), elle reconnaît le rôle nécessaire des éléments actifs, moteurs.

De plus, elle me semble plus apte que l'autre à expliquer certains faits d'expérience courante. Ainsi, c'est un fait d'observation vulgaire que le temps nous paraît long dans deux conditions contraires : lorsqu'il est très long, lorsqu'il est très vide. Il y a là une apparente contradiction psychologique. Cependant les deux cas s'expliquent également par la quantité des états de conscience : le premier est plein d'événements, le second est plein d'efforts. Après trois ou quatre jours d'un voyage fertile en incidents, il semble qu'on ait quitté la maison depuis longtemps, parce que, comparée à trois ou quatre jours de vie ordinaire, la quantité d'aventures remémorées (dont chacune implique un *quantum* de durée) nous apparait comme une somme énorme de durée. D'autre part, au prisonnier enfermé dans sa cellule, à celui qui, dans une station solitaire, attend un train qui tarde toujours; bref, à tous ceux qui sont dans l'état connu sous le nom d'attention expectante, le temps paraît d'une longueur démesurée. C'est qu'il y a chez eux une dépense constante d'efforts, une tension sans cesse renouvelée, sans cesse frustrée; la conscience est à peu près vide de représentations, mais elle est pleine d'actes d'attention constamment répétés. Ce cas du temps long, quoique prétendu vide, me paraît difficile à expliquer, si l'on ne tient compte que des éléments intellectuels, en omettant la conscience des états moteurs. Remarquons que le temps « plein » paraît long plutôt dans le passé; le temps « vide » plutôt dans le présent et le passé immédiat : peut-être parce que le premier repose principalement sur la mémoire intellectuelle qui est stable; le second, surtout sur la mémoire motrice qui est vague et fragile.

SECTION IV

LE CONCEPT DE CAUSE

La notion de cause a été la matière, depuis des siècles, de tant de spéculations, que notre premier soin doit être de rester rigoureusement dans notre sujet, c'est-à-dire de retracer simplement son évolution, de marquer les principales phases de son développement dans l'individu et dans l'espèce, éliminant autant que possible tout ce qui est en dehors de cette unique question.

On a fait remarquer que le mot cause signifie quelquefois un antécédent, quelquefois un processus, quelquefois l'antécédent, le processus et l'effet produit, pris tous les trois ensemble (1). Ce dernier sens est seul complet. Car, si la conception primitive, populaire, tend à restreindre la cause à l'antécédent, à ce qui agit, il suffit d'un peu de réflexion pour comprendre que la cause n'est déterminée comme telle que par son effet, que les deux termes sont corrélatifs, que l'un n'existe pas sans l'autre. Enfin, avec une réflexion plus approfondie, le processus lui-même, la transition, le passage, le *nexus* entre l'antécédent et le conséquent, apparaît comme le point vital et le *proprium quid* de la causalité. Comme fait psychique, comme état

(1) Lewes, *Problems of Life and Mind*, t. II, p. 375.

de conscience, cette notion est donc complexe et, parmi les éléments qui la composent, tantôt l'un tantôt l'autre, suivant les époques, a été considéré comme le plus important.

Dans ce qui suit, nous aurons à considérer : 1° l'origine de l'idée de cause selon l'expérience ; 2° sa généralisation, son passage de la forme individuelle, subjective, à la forme objective ; 3° sa transformation résultant du travail opéré dans les diverses sciences, sa scission en deux idées fondamentales : d'une part, celle de force, d'énergie, de puissance active et efficace, de cause au sens propre (*vera causa*) qui tend de plus en plus à devenir un postulatum, une x, un résidu métaphysique; d'autre part, celle d'une succession constante, invariable, d'un *rapport* fixe, devenant la forme scientifique du concept de cause, qui est tout à fait équivalente au concept de loi.

I. Sur l'origine empirique de l'idée de cause, il me semble que tout le monde est d'accord, au moins, quant au fond. Elle est de source interne, subjective; elle nous est suggérée par notre activité motrice. Un être, purement passif par hypothèse, voyant ou sentant des successions externes constantes, n'aurait aucune idée de la causalité. Je crois inutile de montrer, par un entassement de citations, que des spiritualistes comme Maine de Biran, des empiristes comme Stuart Mill, des criticistes comme Renouvier, bref toutes les écoles, avec des formules qui varient, s'accordent sur ce point. Toutefois, il convient de remarquer le privilège exclusif que quelques-uns ont attribué à la « volonté », en soutenant qu'elle est le type de la causalité ; cette assertion que « notre propre action volontaire est la source exclusive d'où cette idée est dérivée » n'est nullement justifiée. Si, comme quelques auteurs, on emploie le mot volonté en un sens large et vague, désignant toute activité mentale qui se traduit par des mouvements, il n'y a rien à objecter. Mais, si on l'emploie au sens propre, restreint, désignant un acte pleinement conscient, délibéré, motivé, cette assertion est inacceptable (1). Le vouloir est un état d'apparition assez tardive. Il est précédé par une période d'appétits, de besoins, d'instincts, de désirs, de passions ; or tous ces faits d'activité interne, qui se traduisent en mouvements, sont aussi aptes que le vouloir à engendrer la notion empirique de cause, comme action transitive, comme changement produit : ils ont de plus l'avantage d'être antérieurs dans l'ordre chronologique.

La psychologie contemporaine a étudié bien plus qu'on ne l'avait fait avant elle le rôle des mouvements ; elle leur attribue une importance capitale ; elle montre que dans tous les états intellectuels sans exception, perceptions, images et même concepts, il y a des éléments moteurs inclus. Elle ne peut donc avoir aucune répugnance à accepter la thèse commune. Il faut pourtant rappeler que la psychologie des mouvements a son point central dans la conscience de l'effort musculaire, qui est pris aussi comme le type de la causalité primitive. Or on sait que la nature de ce sentiment de l'effort a donné lieu à de vifs et longs débats. Pour les uns, il est d'origine centrale, il est antérieur au mouvement produit, ou du moins concomitant,

(1) Pour une discussion sur ce point, voir Renouvier, *Logique*, t. II, p. 324.

il va du dedans au dehors, il est efférent. Pour les autres, il est d'origine périphérique, postérieur au mouvement produit, il va du dehors au dedans, il est afférent : c'est un agrégat de sensations venant des articulations, des tendons, des muscles, des variations respiratoires, etc. ; en sorte que le sentiment de l'effort n'est que la conscience de l'énergie qui *a été* déployée, des mouvements qui *ont été* effectués : il est un résultat. Cette deuxième thèse, sans s'établir jusqu'ici d'une façon décisive et incontestée, a gagné de jour en jour plus d'adhérents et reste la plus probable. En sorte que, la conscience de l'effort étant surtout celle de l'*effet* produit, il s'ensuit que dans l'acte considéré comme la source de la notion de cause, nous connaîtrions beaucoup moins l'antécédent que le conséquent. Cependant cette conscience de l'effort produit n'est pas tout, quoi qu'on en dise, dans la conception primitive de notre causalité propre, personnelle. Il y a quelque chose de plus : c'est l'idée confuse, illusoire ou non, d'une *création* qui émane de nous. Nous reviendrons sur ce point.

En somme, à l'origine, les deux termes antécédent et conséquent, forment à peu près seuls la notion de cause. Ils sont du moins les deux éléments prépondérants dans la conscience, à l'exclusion du troisième, le rapport. L'idée d'une succession constante, invariable, qui sera plus tard la marque propre du processus causal, ne se dégage pas encore.

II. — Cette notion, d'abord strictement individuelle, commence très tôt son mouvement d'extension.

1° Pendant une première période, cette extension est

l'œuvre de l'imagination plus que de la généralisation proprement dite. Par suite d'une tendance instinctive, bien connue quoique inexpliquée, l'homme suppose des intentions, une volonté, une causalité analogue à la sienne dans ce qui, autour de lui, agit ou réagit : ses semblables, les êtres vivants et ceux qui par leurs mouvements simulent la vie (les nuages, les rivières, etc.). C'est la période du fétichisme primitif qu'on trouve fixée dans les mythologies et les langues. On l'observe encore actuellement chez les enfants, les peuples sauvages, les animaux (comme le chien qui mord la pierre qui le frappe), même chez l'homme réfléchi lorsque, redevenant pour un moment un être instinctif, il entre en colère contre une table qui le heurte.

Cette période répond assez bien à celle des images génériques, parce que la notion de cause ainsi généralisée résulte de ressemblances grossières, extérieures, partielles, accidentelles, que l'esprit perçoit presque passivement. Il n'est pas douteux que les animaux supérieurs ont une image générique de la causalité ; c'est-à-dire qu'ils sont capables, un antécédent étant donné, de se représenter invariablement le conséquent. Cet état mental qu'on a appelé quelquefois « consécution empirique » et qui n'est pas rare même chez beaucoup d'hommes qui ne s'élèvent guère au delà — se résout en une association d'idées permanente, résultat de la répétition et de l'habitude (1).

(1) Romanes a donné quelques exemples de ce qu'il appelle l'appréciation de la causalité chez les animaux, entre autres, celui d'un chien *setter* qui avait peur du tonnerre. « On déchargeait des sacs de pommes dans le fruitier. Ce bruit, qui rappelait le tonnerre lointain, inquiétait fort le chien. Mais

Mais tout cela n'est qu'une conception extérieure de la causalité, de sa forme non de sa nature ; c'est une vue du dehors, un acheminement. Le caractère propre de cette période, c'est de rester subjective, anthropomorphique, de se représenter toujours la cause comme une activité intentionnelle, qui ne produit de mouvements qu'en vue d'une fin.

2° La deuxième période commence avec la réflexion philosophique et se poursuit par la lente constitution des sciences. Son développement peut se résumer ainsi : dépouiller peu à peu la notion de cause de son caractère subjectif, humain, sans d'ailleurs atteindre complètement ce but idéal ; réduire l'essentiel de cette notion à un *rapport* fixe, constant, invariable, entre un antécédent et un conséquent déterminés ; par suite ne voir dans la cause et l'effet que deux moments ou aspects d'un seul et même processus, ce qui est au fond l'affirmation d'une identité.

Ici, l'imagination rétrograde pour faire place à l'abstraction et à la généralisation — à l'abstraction, puisqu'il s'agit moins des termes que d'un certain rapport entre les termes ; — à la généralisation, puisque la tendance naturelle de l'esprit, c'est d'étendre la causalité à l'expérience tout entière.

Toutefois, il importe de remarquer que le passage des cas particuliers à la généralisation et finalement à l'universalisation du concept de cause, *au sens rigoureux*, ne

lorsque, l'ayant conduit au fruitier, je lui eus montré la vraie cause de bruit, sa terreur l'abandonna et, en rentrant à la maison, il écouta le sourd grondement avec une parfaite quiétude. » On trouvera d'autres cas analogues dans son *Évolution mentale chez les animaux* (ch. x, sub. fin.).

s'est fait que peu à peu. Une opinion très accréditée, sur la foi des à prioristes, c'est que chaque homme a en lui la notion infuse, innée, de la loi de causalité, comme universelle. Cette thèse est équivoque. Si l'on l'on veut dire que tout changement suggère à tout homme normal qui en est le témoin la croyance invincible en un agent connu ou inconnu qui le produit, l'assertion est incontestable : mais ce n'est là, nous l'avons vu, que la conception populaire, pratique, extérieure, de la causalité. S'il s'agit du vrai concept (celui des sciences solidement constituées), qui se réduit à un déterminisme inflexible, invariable, c'est une erreur de prétendre que l'esprit humain l'a acquis d'emblée. La croyance en une loi universelle de causalité n'est pas un don gratuit de la nature, mais une conquête. Ce qui entretient cette erreur, c'est que depuis au moins trois siècles, les écrits des philosophes et des savants ont propagé cette notion et l'ont rendue assez familière. Elle n'en reste pas moins une conception tardive, ignorée de la plus grande portion du genre humain. La recherche scientifique a commencé par établir des lois (c'est-à-dire des rapports invariables de cause à effet) entre certains groupes de phénomènes, à établir une loi de causalité valable pour eux, rien que pour eux ; mais le transfert de cette loi à tout le connu et l'inconnu ne s'est produit que peu à peu, et, même de nos jours, il n'est pas complet, achevé. En un mot, la loi de causalité universelle est la généralisation de lois particulières et reste un postulat.

A l'appui de ce qui précède, sans entrer dans des détails historiques, remarquons l'existence dans la conscience humaine de deux idées qui, de temps en temps, chacune à sa manière, font échec à l'universalité du principe. Bien que, par suite du développement de la pensée scientifique, leur influence ait été en décroissant, elles restent encore très vivantes. Ces deux idées sont celle de miracle et celle de hasard.

Le miracle, en prenant ce mot non au sens restreint, religieux, mais dans son acception étymologique (*mirari*) est un événement rare, imprévu, qui se produit en dehors ou à l'encontre du cours ordinaire des choses. Le miracle ne nie pas la cause au sens populaire, puisqu'il suppose un antécédent : la Divinité, une puissance inconnue. Il la nie au sens scientifique, puisqu'il admet une dérogation au déterminisme des phénomènes. Le miracle, c'est la cause sans loi. Or, pendant bien longtemps, nulle croyance n'a semblé plus naturelle. Dans le monde physique, l'apparition d'une comète, les éclipses et bien d'autres choses étaient considérées comme des prodiges et des présages : beaucoup de peuples sont encore imbus d'imaginations bizarres à ce sujet (c'est un monstre qui veut avaler le soleil ou la lune, etc.), et même parmi les civilisés, il y a des gens que ces phénomènes ne laissent pas sans inquiétude. Dans le monde de la vie, cette croyance a été bien plus tenace : des esprits éclairés, au XVIIe siècle, admettaient encore les *errores* ou *lusus naturæ*, considéraient la naissance des monstres comme d'un mauvais augure, etc. Dans le monde de la psychologie, c'est bien pis. Sans parler des préjugés si répandus dans l'antiquité (et qui n'ont pas disparu) sur les rêves prophétiques, présages de l'avenir, du mystère dont on a entouré si longtemps le somnambulisme naturel ou provoqué et les états analogues, des spéculations contemporaines sur l'occultisme, de ceux qui considèrent la liberté comme un commencement absolu, etc. ; il y a, même dans le cercle restreint de la psychologie scientifique, si peu de rapports de cause à effet bien déterminés, que les partisans de la contingence s'y trouvent à l'aise pour tout supposer. Il n'est pas utile d'insister sur la sociologie. Rappelons seulement que les utopistes abondent, qui, rejetant le miracle dans l'ordre religieux, l'admettent couramment dans l'ordre social, croient tout possible, reconstruisent la société humaine de fond en comble au gré de leurs rêves. Pour conclure, si l'on considère que la très sèche et incomplète énumération qui précède, couvre des millions de cas qui ont été et sont encore, il faut bien reconnaître que l'esprit humain, dans sa démarche spontanée, livré à lui-même, n'éprouve aucune répugnance à admettre des causes sans loi.

L'idée de hasard est plus obscure. On pourrait presque dire que, pour la plupart des gens qui n'essaient pas de l'éclaircir, c'est un événement qui ne suppose ni cause ni loi ; c'est l'indétermination absolue, un coup de dé amené on ne sait comment, par on ne sait qui. Il est bien évident que le hasard n'exclut ni les causes ni les lois, mais pour ceux-là seulement qui ont réfléchi sur sa nature et ont analysé cette notion : pour les autres, c'est une entité mystérieuse, impénétrable, une *Tyché* dont les actes sont imprévisibles. Hume disait que « le hasard n'est que notre ignorance des causes véritables ». Cournot fait observer avec raison que cela n'est pas exact, que le hasard renferme quelque chose de réel et de positif : la conjonction, le croisement de deux ou plusieurs séries de causes et d'effets, indépendantes les unes des autres à l'origine, non destinées par leur nature à une influence réciproque. Ainsi une série de causes et d'effets conduit un voyageur à prendre tel train déterminé ; d'autre part une série de causes et d'effets totalement distincte produit, en un lieu et un moment déterminés, un accident qui tue notre homme (1). Il n'y a donc, en fait, dans le hasard nulle dérogation aux lois du mécanisme universel. Pourquoi donc dans la conception commune paraît-il une exception, un indéterminé par nature ? D'abord, par suite d'une analyse insuffisante du problème posé par l'imprévu ; mais aussi, à notre avis, parce que l'idée primitive de la cause est presque toujours celle d'*un seul* antécédent, et ici cet antécédent *unique* ne se trouve pas, ne peut se trouver. La conception de la cause complexe, constituée par une somme de conditions concourantes, également nécessaires, est le fruit d'une réflexion avancée.

Ainsi donc, en face de ces faits qualifiés de prodigieux ou de fortuits, si l'homme formé par la discipline scientifique se refuse à concéder des exceptions à la loi de causalité universelle, les autres admettent volontiers que le réseau qui enserre les phénomènes peut céder sur quelques points où il se produirait des brèches.

Du point de vue de la psychologie pure, il est impossible de ne pas affirmer que la notion de causalité universelle, d'uniformité du cours de la nature, de déterminisme rigoureux (et autres formules analogues) est acquise, superposée. Que cette notion soit applicable à toute l'expé-

(1) Pour une étude du hasard, voir COURNOT, ouv. cité, t. I, ch. III.

rience, quoique l'expérience ne soit pas épuisée, ou qu'elle soit simplement un guide dans la recherche, un stratagème pour introduire l'ordre dans les choses : c'est une question que le psychologue n'a aucune compétence pour discuter, encore moins pour résoudre.

III. — Revenons à ce travail de transformation qui, partant de la notion de cause telle qu'elle est donnée dans l'expérience, — c'est-à-dire d'une force, d'un pouvoir qui agit et produit, — aboutit finalement à la loi de causalité universelle, son dernier terme.

De même que la pluralité des objets perçus dans la nature est la matière du concept de nombre ; que la diversité des durées dont nous avons conscience est la matière du concept de temps ; de même aussi la conscience que nous avons d'agir, de modifier notre personne et les choses. — pouvoir que nous attribuons libéralement à tout ce qui nous entoure, — est la matière première du concept de cause. Mais, pour que ce concept se constitue comme tel, fixé, déterminé, il faut un travail d'abstraction qui, entre les divers éléments composant la notion primitive et complexe de cause empirique (antécédent, conséquent, action ou réaction, changement, transformation, etc.), isole et mette en relief le caractère propre, essentiel : un rapport invariable de succession, les conditions restant les mêmes. Cette détermination a été le résultat presque exclusif des recherches scientifiques.

Une histoire des fluctuations séculaires de l'idée de cause, faite d'après les théories philosophiques et les changements de méthode dans les sciences, serait le meilleur exposé des phases de son évolution. Il est impossible d'essayer ici un pareil travail. Notons seulement les deux points extrêmes : les spéculations de l'antiquité, la position contemporaine de la question (1).

Les philosophes anciens à la fois métaphysiciens et savants, du moins pendant la grande époque, construisaient des systèmes du monde, supposaient des causes premières conçues soit comme des forces, des principes d'action, des éléments de nature motrice (eau, air, feu, atomes) soit

(1) Sous ce titre, *Zur Entwickelung von Kant's Theorie der Naturcausalität*, on trouvera dans les *Philosophische Studien* de Wundt (t. IX, fasc. 3 et 4) une rapide esquisse de cette histoire. D'après l'auteur, la spéculation, dans l'antiquité, est caractérisée par la méthode des contraires : opposition de l'être et du devenir, etc. Elle est toute qualitative ; les anciens procédaient par définitions. L'élaboration du concept de causalité mécanique était impossible, en raison de l'absence d'une détermination quantitative. — Ce travail commence avec Galilée. Le progrès des mathématiques et l'introduction des nombres fractionnaires et irrationnels permettent une recherche non seulement de la mesure, mais du rapport entre les grandeurs, c'est-à-dire de la *fonction*. Celle-ci devient le type et en même temps le but de toute élaboration intellectuelle appliquée aux phénomènes de la nature. Cette méthode atteint son plus haut degré au XVIIe siècle, avec prédominance du type logique. En souvenir du vieux concept de substance, on fit des forces, la cause et des phénomènes, l'effet. Celui-ci est le plus souvent tiré de la cause par déduction, non par intuition. On pouvait ou bien considérer comme cause d'un événement déterminé la totalité de ses conditions, ou bien poser seulement comme cause d'un événement déterminé un événement antécédent. Cette dernière conception, plus favorable à l'application des mathématiques, prévalut. — Au XVIIIe siècle, essor des sciences biologiques. L'importance croissante de l'observation et des recherches expérimentales s'oppose à la prépondérance des mathématiques : les données de l'expérience, sont considérées comme plus solides que les conclusions de la raison. Le type de la causalité est placé non plus dans la déduction, mais dans l'intuition sensible ; elle est un résidu de l'expérience. Cette tendance a trouvé dans Hume son théoricien. — Kant essaie une conciliation entre les deux thèses : celle qui modèle l'objet sur le sujet (XVIIe siècle), celle qui modèle le sujet sur l'objet (XVIIIe siècle).

comme des types rationnels (nombres, idées). D'autre part, ils inventaient les mathématiques, posaient les premiers fondements de l'astronomie et de la physique. Or, en ce qui concerne la causalité, ces essais d'investigation scientifique de la nature comportaient des conséquences qui ne se sont produites clairement que bien plus tard. Ils exigeaient une autre position, un passage du subjectif à l'objectif : qu'il s'agisse de la chute des corps ou d'une loi d'hydrostatique, comme celle à qui Archimède a laissé son nom ; celui qui étudie le monde physique voit nécessairement les changements du dehors. Il considère la cause, non plus comme un facteur interne révélé par la conscience, mais comme une succession donnée par les sens. Antécédents, conséquents, succession invariable, telles sont pour lui les seules données utiles. Conditions égalent cause ; et la détermination importante n'est pas celle d'une entité agissante, mais d'un rapport constant. C'est à cette conception de la cause, la seule qui soit scientifique, que convient la définition de Stuart Mill : « La cause est la somme des conditions positives et négatives qui, étant données, sont suivies d'un conséquent invariable. »

Cette position extérieure, vieille comme la science, était grosse de conséquences qui ne se sont révélées nettement que de nos jours et qui peuvent se résumer d'un mot : l'identité de la cause et de l'effet. Entre les deux, il n'y a pas de séparation ; l'antécédent n'est pas une chose et le conséquent une autre chose ; ils sont deux manifestations, différentes dans le temps, d'une identité fondamentale. On a dit justement que la théorie mécanique de l'univers (corrélation des forces, conservation et transformation de l'énergie, etc.) est la forme contemporaine du concept de la causalité naturelle. Exprimée dès l'antiquité sous la forme d'une anticipation métaphysique (*ex nihilo nihil*), elle entre au XVIIe siècle dans sa phase scientifique et s'achève dans le nôtre. Les physiciens qui l'ont établie sur l'expérience et le calcul, ont bien vu d'ailleurs la conséquence qui en découle. Pour n'en citer qu'un, R. Mayer dans sa *Mechanik der Wärme* : « Si la cause c a pour effet e, alors $c = e$; si e est la cause d'un autre effet f, alors $e = f$ et ainsi de suite. Puisque c devient e, que e devient f, etc., nous devons considérer ces grandeurs comme des formes phénoménales différentes d'un seul et même objet. De même que la première propriété des causes est l'indestructibilité, leur seconde propriété est la convertibilité, c'est-à-dire la capacité d'assumer diverses formes. Et cette capacité ne doit pas s'entendre au sens d'une métamorphose; chaque cause est invariable, mais la combinaison de ses rapports est variable. Il y a indestructibilité quantitative et convertibilité qualitative. »

Il ne faut pas oublier d'ailleurs que les principes généraux de la thermodynamique — forme dernière du concept de causalité naturelle — ne sont pas absolus, qu'ils sont posés comme un idéal. Ainsi on sait, par exemple, que la chaleur ne reconstitue jamais intégralement le travail dont elle est issue, qu'aucun événement physique n'est exactement réversible, c'est-à-dire ne peut se reproduire d'une manière identique dans le sens contraire, parce que, en se produisant pour la première fois, il a dû vaincre une résistance et perdre une partie de son énergie. Mais tout cela est sans importance pour nous. Tant vaut la doctrine de la conservation de l'énergie, tant vaut le concept actuel, de la causalité naturelle. Il s'agissait simplement de suivre l'évolution de ce concept jusqu'à ce jour, de montrer comment il s'est transformé, mais sans rien préjuger de l'avenir et surtout sans lui attribuer une valeur absolue (1).

Maintenant, que devient la notion de cause prise dans un autre sens, non plus comme un rapport invariable d'antécédent à conséquent, mais comme une chose qui agit, crée, modifie ou persiste sous toutes les transformations et revêt tous les masques? La méthode scientifique, dès qu'elle pénètre dans un ordre quelconque de phénomènes, tend à l'exclure ou à la réduire aux plus strictes limites, à en faire usage le moins possible. Cause devient alors synonyme de force. Mais les sciences physiques ne définissent la force que par ses effets : le mouvement ou le travail produit. On connaît aussi la répugnance des biologistes pour la « force vitale », de la psychologie non-métaphysique pour les « facultés » et pour l'intervention de « l'âme », et ainsi de suite. Expulsée, cette notion est-elle pour cela supprimée? Non. Même la mécanique et la physique ne réussissent pas à s'en débarrasser complète-

(1) Une question parfois discutée est de savoir si les faits psychiques et par suite moraux, sociaux, etc., doivent être compris dans la formule de conservation de l'énergie et de corrélation des forces. Comme on n'a produit sur ce point que des affirmations théoriques ou des expériences vagues et partielles, sans détermination quantitative, cette question reste jusqu'ici ouverte. Aussi le concept de cause naturelle a-t-il été considéré plus haut au sens positif, c'est-à-dire comme un rapport de succession invariable, sans préoccupation de savoir s'il s'étend à toutes les formes de l'expérience ou s'il a des limites.

ment. Elle demeure comme un postulat, un résidu, une inconnue qui comble les lacunes. Mais, quoi qu'on fasse, pour être plus qu'un mot vide, pour devenir intelligible, la force ou énergie ne peut être imaginée, représentée, que sous la forme de l'effort musculaire qui en est l'origine et en reste le type; et, malgré toutes les élaborations qu'on lui fait subir pour la dépouiller de son caractère anthropomorphique, pour la déshumaniser, elle demeure un fait d'expérience interne plutôt qu'un concept. Est-elle destinée à subir d'autres transformations, en raison de connaissances plus approfondies ou d'une position nouvelle du problème? A côté de la causalité mécanique, du déterminisme rigoureux, y a-t-il place pour une autre forme de la causalité, propre à la psychologie, à la linguistique, à l'histoire, bref aux sciences positives de l'esprit, comme le soutiennent Wundt et d'autres? C'est le secret de l'avenir.

La tendance naturelle de l'esprit (qui n'est qu'un aspect de l'instinct de la conservation), en face de l'inconnu et de l'imprévu, à chercher, à s'enquérir ; ce besoin confus ou clair d'expliquer bien ou mal, a, dans sa première démarche, supposé des entités agissantes. Elles subsistent encore sous une forme naïve ou transcendante ; elles reparaissent dans toute conjoncture inexpliquée, qu'il s'agisse de l'origine première des choses ou de celle d'un acte libre, pour les partisans de la liberté. En ce sens, la cause « est un autel au Dieu inconnu, un piédestal vide qui attend sa statue (1). »

Dans son autre sens, tout différent et même contraire,

(1) W. James, *Psychology*, t. II, p. 671.

qui s'est fixé lentement et plus lentement encore s'est étendu à l'expérience entière, la cause est un vrai concept, c'est-à-dire un résultat de l'abstraction, résumé en un caractère qui lui est exclusivement propre. Sous cette forme, il équivaut au concept de loi.

SECTION V

LE CONCEPT DE LOI

Nos idées générales, depuis celles qui confinent immédiatement au concret, jusqu'à celles qui atteignent le symbolisme pur, constituent une hiérarchie à simplification toujours croissante ; cette pensée par concepts, à mesure qu'elle monte, que vaut-elle ? On sait quels débats a suscités cette question qui porte, au fond, sur la valeur *objective* de l'abstraction et de la généralisation. La psychologie comme science de faits peut l'ignorer, n'ayant à étudier que la nature de ces deux procédés intellectuels, leurs variations et leurs adaptations à des cas multiples. Toutefois, il est assez raisonnable qu'elle prenne une position, au moins à titre provisoire et pour la commodité de l'exposition.

Pour ne rappeler que les deux opinions extrêmes, voici ceux qui soutiennent que seul le particulier existe — événement ou individu — que nos idées générales ne sont qu'un moyen de mettre de l'ordre ; mais qu'elles ne nous apprennent rien sur la nature des choses. Elles ressemblent au catalogue ou aux fiches d'une bibliothèque qui permettent de s'orienter aisément parmi des millions de livres, en nous laissant totalement ignorants de leur contenu et de leur valeur. Par suite, plus on monte, plus on pénètre dans le domaine de la fiction et du vide.

D'un autre côté, voici ceux qui soutiennent qu'il y a dans la nature des caractères généraux et fixes ; les découvrir, c'est pénétrer jusqu'à l'essence des choses ; les événements et les individus n'ont qu'une existence d'emprunt : il faut, sous leurs fugitives apparences, trouver le permanent : en sorte que, plus on généralise, plus on s'élève en réalité et en dignité.

La position du psychologue ne peut être que celle du relativisme. Pour lui, nos idées générales sont des *approximations :* elles ont une valeur objective, mais provisoire et momentanée, dépendant de la variabilité des phénomènes et de l'état de nos connaissances.

D'une part, les ressemblances qui servent de point d'appui aux généralisations ne sont pas des fictions de l'esprit. De plus, comme la connaissance des lois naturelles a une valeur pratique, en nous permettant d'agir sur les choses et comme leur ignorance nous fait échouer, il faut bien, quoi qu'on en dise, leur attribuer, au moins en une certaine mesure, une valeur objective.

D'autre part, s'il y a évolution dans la nature, il faut aussi qu'il y ait évolution dans nos idées, et la prétention à des lois ou à des types d'une fixité inébranlable devient chimérique. Il n'y a plus entre les caractères « essentiels » et accidentels », c'est-à-dire permanents et variables, la différence tranchée, autrefois admise. L'époque primaire de notre globe a pu avoir des lois qui ne sont plus celles de notre âge quaternaire ; tout change au cours du développement. Nous reviendrons sur ce point, dans la section suivante, en concluant.

Sans insister sur un débat, qui, pour la psychologie, n'est que secondaire, remarquons tout d'abord que, dans le développement du concept de loi, on peut distinguer trois périodes principales : celles des images génériques, des lois concrètes ou empiriques, des lois théoriques ou idéales.

Il est inutile d'étudier en détail la première phase, qui ne nous intéresse qu'à titre de forme embryonnaire, de germe et d'essai. Elle consiste en la conception machinale de la régularité pour un nombre très restreint d'événements. Résultat de la répétition constante ou fréquente de certains cycles (le cours du soleil, de la lune, des saisons, etc.), elle s'organise dans l'esprit par un procédé d'assimilation semi-passive, celui des images génériques. Beaucoup d'hommes n'ont eu et n'ont encore que cette ombre, ce simulacre de lois, reposant sur la pure association, sur l'habitude pratique, sur l'attente irréfléchie d'une récurrence plusieurs fois perçue. Si humble qu'elle soit, cette notion a été pourtant utile aux débuts de l'humanité : car elle a enrayé la tendance exubérante de l'imagination à peupler le monde de causes capricieuses, sans règles. Elle l'a empêchée d'établir le règne de la contingence universelle ; elle a été la première affirmation d'une foi en la régularité. Les progrès de la réflexion et la recherche méthodique ont fait le reste.

On doit à Wundt (*Philosophische Studien*, 1886, t. III, fasc. 2, pp. 195 et suiv.) une remarque intéressante pour qui étudie le développement de la notion de loi. Aujourd'hui ce mot est d'un emploi courant dans toutes les sciences ; il a même son acception la plus rigoureuse dans les sciences mathématiques et physico-chimiques. Il n'en a pas été toujours ainsi. Dans l'antiquité, le terme est employé presque exclusivement dans un sens social, juridique, moral. Le concept de loi naturelle considérée comme une sorte de règle, de police, ne s'est formé et établi que très lentement. Copernic et Kepler se servent du mot « hypothèse ». Galilée appelle les lois fondamentales de la nature des « axiomes » et celles qui en dérivent des « théorèmes », suivant la terminologie des mathématiciens. Descartes commence sa Philosophie de la nature en posant certaines *Regulæ sive leges naturales*. Newton dit : *Axiomata sive leges motus*. L'extension du mot loi est due vraisemblablement au besoin d'établir une distinction tranchée entre les axiomes purement abstraits des mathématiques et des principes auxquels on attribue une valeur objective, une existence dans la nature. La définition célèbre de Montesquieu : « Les lois sont les rapports nécessaires qui dérivent de la nature des choses » nous montre ce concept parvenu à son plus haut degré de généralisation. — Je note en passant que dans l'enquête que j'ai rapportée plus haut (ch. IV), la presque totalité des réponses indique l'évocation d'images de l'ordre social, juridique ; quoique l'acception scientifique du mot loi fût parfaitement connue d'un grand nombre de mes sujets : ce qui montre que le sens primitif reste encore prépondérant dans la conscience commune.

Dans un autre article intitulé : *Wer ist der Gesetzgeber der Naturgesezte ?* (*loc. cit.*, fasc. 3, pp. 493 et suiv.) le même auteur soutient une opinion qui, malgré son apparence paradoxale, me semble tout à fait acceptable. Descartes appelait les lois de la nature des « règles « en tant qu'elles nous servent à expliquer les phénomènes ; des « lois » en tant que Dieu les a constituées à l'origine comme propriétés de la matière. Plus tard, c'est la nature qui prend la place de Dieu, ce qui est d'ailleurs la survivance d'une conception panthéistique du monde. Plus tard enfin, la tendance prépondérante est de désigner les lois par les noms de leurs inventeurs : lois de Mariotte, de Gay-Lussac, de Dulong et Petit, d'Avogadro, de Ohm, de Weber, etc. « Au XVIIe siècle, c'est Dieu qui établit les lois de la nature ; au XVIIIe siècle, c'est la Nature elle-même ; au XIXe siècle, ce sont les savants qui s'en chargent. » Cette thèse s'accorde avec ce que nous avons dit plus haut sur le caractère approximatif des lois, sur le mélange d'éléments objectifs et subjectifs qui entrent dans leur formule, et il n'y a aucun paradoxe à soutenir que l'état d'esprit de Mariotte, de Gay-Lussac, de Weber, etc., lorsqu'ils découvrent leurs lois, représente cette approximation à un moment donné.

I. — Les lois empiriques correspondent en gros aux formes moyennes de l'abstraction et de la généralisation. Elles consistent dans la réduction d'un grand nombre de faits à une formule unique, mais sans donner leur raison explicative. Dans le cours des événements, nous découvrons entre deux ou plusieurs faits un rapport constant de coexistence ou de succession ; nous détachons mentalement ce rapport régulier de l'ensemble où il est inclus et nous l'étendons à d'autres cas. La constance n'est pas même nécessaire pour les lois empiriques, la fréquence suffit ; du moins on est souvent réduit à s'en contenter. Ces lois abondent dans les demi-sciences et quarts de science : elles sont utiles, elles mettent de l'ordre et de la simplification.

Leur premier caractère est d'être identique aux faits. Lois et faits ne sont que deux aspects de la même chose. Passer des faits à leur loi empirique, c'est uniquement substituer la connaissance simple et homogène par abstraction à la connaissance multiple et hétérogène par perceptions. On assimile donc avec raison la loi empirique à un fait général, et il est licite de dire, en psychologie, la loi d'association ou le fait général de l'association. Par contre, en vertu de la tendance naturelle à l'anthropomorphisme, des locutions comme « la loi régit les faits » et autres analogues favorisent dans beaucoup d'esprits l'illusion d'un monde idéal de lois superposé au monde des faits, extérieur à eux et agissant sur eux à la manière d'un gouvernement.

Un second caractère qui n'est pas universel, mais fréquent, c'est la complexité. Nécessairement objective, puisqu'elle est une simple notation des faits observés, la loi empirique ne réussit pas toujours à enfermer en une formule unique et courte les résultats de l'abstraction. Parfois elle y parvient ; parfois elle est en face d'une multiplicité irréductible à un seul énoncé ; elle doit se scinder en plusieurs cas et se résigner à user d'une formule longue. Ex. : en physiologie, les lois de Pflüger (ou des réflexes), en linguistique, les lois de Grimm, etc. Elle est une description résumée et réduite au principal. Souvent, elle doit envelopper beaucoup de détails, comme dans la loi de Listing (ou de la rotation du globe oculaire). On en trouverait d'autres abondants exemples dans le sciences en voie de formation, mal constituées : psychologie (1), morale, sociologie, etc. La loi empirique ne pourrait se simplifier davantage qu'à condition de changer de nature, c'est-à-dire de se transformer en une loi théorique.

(1) Sigwart dans sa *Logik* (t. II) a consacré une étude approfondie à la classification des lois en psychologie et à leur valeur relative. Il les divise en trois catégories, suivant la nature des relations qu'elles expriment : 1° Lois psychophysiques qui formulent des rapports constants entre les états de conscience et les états cérébraux. Ex. : le rapport entre la sensation directement reçue et l'image reproduite en conséquence ; 2° Lois psycho-

La loi empirique est donc le type de la loi immanente, enfermée dans les faits, évoquant directement ou indirectement leur représentation à la manière des abstraits moyens, comportant des degrés d'abstraction croissante qui, à sa plus haute limite, la rapprochent insensiblement des lois théoriques.

II. — Les lois théoriques ou idéales correspondent aux formes supérieures de l'abstraction. Elles sont des constructions de l'esprit de plus en plus approximatives, à mesure qu'elles montent et s'éloignent de l'expérience. Les lois empiriques sont leur matière et la transformation s'accomplit au moment et dans la mesure où la description cède la place à l'explication. Pour les esprits habitués à la discipline des sciences rigoureuses, cette conception de la loi est seule valable et ils traitent volontiers avec dédain ou défiance les formules qui sont un simple résumé des résultats de l'expérience, les jugeant indignes du nom de lois. Pour le psychologue, la position est tout autre : concept empirique et concept théorique sont deux formes, deux moments d'un même procédé intellectuel ; il n'y a pas de l'un à l'autre une différence de nature. Toutefois, sous sa forme supérieure, le concept de loi a des caractères propres, spéciaux, qu'il faut noter.

logiques proprement dites ; elles expriment les relations des états de conscience entre eux. Ex. : Loi de conservation des impressions, loi d'association, loi de systématisation par le vouloir. 3° Lois qui expriment l'action réciproque que les pensées et volontés humaines exercent les unes sur les autres : elles supposent l'intervention de causes sociales, et sont jusqu'à ce jour vagues et peu déterminées ; ainsi il n'y a pas de règles fixes pour gouverner les hommes ou élever les enfants.

1° La simplicité, qui contraste avec la complexité des lois empiriques et est la conséquence nécessaire de l'opération qui l'engendre, puisqu'elle est une abstraction d'abstractions, le résultat final d'une longue série d'éliminations. Que l'on compare aux formules longues, vagues, enchevêtrées, chargées de détails, dont nous avons donné plus haut des exemples, l'énoncé des lois supérieures, ordinairement court et toujours précis. Ajoutons toujours clair, du moins pour le savant qui a l'habitude de les manier, parce qu'il sait exactement ce qu'il y a dessous. A cet égard, il y a une déclaration de d'Alembert qui mérite d'être rappelée et méditée, parce qu'elle dévoile mieux que tout commentaire la psychologie des esprits abstraits : « Les notions les plus abstraites, celles que le commun des hommes regarde comme les plus inaccessibles, sont souvent celles qui portent avec elles la plus grande lumière : l'obscurité semble s'emparer de nos idées à mesure que nous examinons dans un objet plus de propriétés sensibles. »

2° La détermination quantitative. Seules les lois supérieures peuvent revêtir une forme numérique, et c'est une vérité banale que la perfection d'une science se mesure à la quantité de mathématique qu'elle comporte. Non que la formule mathématique renferme ou confère une vertu magique, mais elle est le signe d'une réduction à des rapports simples et clairs et souvent un instrument qui permet d'aller plus avant. A la vérité, dans le domaine des lois empiriques, on trouve des procédés qui essaient d'imiter la détermination quantitative : tracés graphiques, courbes, statistiques, pourcentages, etc. Mais tout cela n'est qu'un bien pauvre succédané de la mise en équation et souvent, qui pis est, une précision illusoire, un trompe-l'œil.

3° Il convient d'insister sur le caractère idéal de ces lois, parce que l'on est enclin à oublier qu'en raison même de leur degré d'abstraction, elles ne peuvent être qu'approximatives, qu'elles ne peuvent être appliquées, descendre de la théorie à la pratique, qu'avec des rectifications et additions. On a pu dire que « les lois physiques sont des vérités générales toujours plus ou moins faussées dans chaque cas particulier ». Tous les savants qui ont réfléchi sur ce sujet — la liste serait longue — ont fait ressortir ce caractère d'approximation (1).

Ainsi, il n'est pas absolument vrai qu'un mouvement soit uniforme et rectiligne. La loi théorique des oscillations du pendule est irréalisable, puisqu'il n'y a pas de milieu non résistant, de barre totalement rigide et inextensible ni d'appareil de suspension capable de tourner sans frottement. Une planète ne décrirait une ellipse exacte que si elle tournait seule autour du soleil; mais comme, en fait, il y en a plusieurs agissant et réagissant les unes sur les autres, la loi de Képler reste idéale. On sait par des

(1) « Les lois fondamentales ne sont ou ne doivent être que le mode le plus simple, le plus abrégé, le plus économique, d'exprimer les faits dans les limites de précision que comportent nos observations et nos expériences. Les lois de la nature sont simples, surtout parce que nous choisissons, parmi tous les modes possibles de les exprimer, le mode le plus simple. » (Mach). « En formulant une loi générale, simple, précise, basée sur des expériences relativement peu nombreuses et qui présentent certaines divergences, on ne fait qu'obéir à une nécessité à laquelle l'esprit humain ne peut se soustraire. » (Poincaré.)

recherches d'une extrême précision que la loi de Mariotte sur les rapports entre la densité d'un gaz et la pression qu'il supporte, n'est rigoureusement exacte pour aucun d'eux ; mais entre la théorie et la réalité les différences sont si faibles que, dans les cas ordinaires, on peut les négliger. Les lois de la thermodymanique (conservation de l'énergie, corrélation des forces), dont on a fait tant usage de nos jours en raison de leur caractère de généralité et que quelques-uns posent comme le principe dernier des phénomènes, n'ont pas de valeur absolue. Il n'est pas exact, en fait, que tout changement engendre un changement capable de le reproduire sans addition ni perte. La première heure d'engouement passée, les critiques et les réserves sur ce point n'ont pas tardé à se produire. Ainsi de suite, l'énumération serait sans fin.

En somme, le concept de loi, quand il est dans l'esprit mieux qu'un terme vague, correspond soit à une condensation immédiate des faits (lois empiriques) soit à une simplification idéale (lois théoriques) ; mais, imparfait ou parfait, le procédé de l'esprit reste le même dans les deux cas. Ils ne diffèrent que par le degré de simplification que l'analyse peut atteindre sur une matière donnée, à un moment donné. Si les lois empiriques, étroitement rattachées à l'expérience, ne sont pas devenues des idoles, cet honneur et ce malheur sont échus bien souvent aux autres. On a oublié que dans les sciences comme dans les arts, l'idéal n'est qu'un idéal, quoiqu'on l'atteigne par des moyens différents qui sont ici l'élimination, les omissions voulues pour mieux préciser, une réduction un peu artificielle à l'unité. Par suite, beaucoup sont tombés dans cette étrange illusion de croire qu'en manipulant l'expérience par le travail d'une abstraction toujours croissante, on peut en faire sortir l'absolu (1).

(1) Notre sujet étant de retracer l'évolution du *concept* de loi à ses divers degrés, en partant de l'image générique, nous n'avons pas à étudier la nature des lois propres à chaque science (logique, mathématiques, mécanique, physico-chimie, biologie, etc.) ni à en discuter la valeur. Sur ce point, consulter BOUTROUX : *L'Idée de loi naturelle dans la science et la philosophie contemporaine*. Paris, 1895.

SECTION VI

LE CONCEPT D'ESPÈCE

En partant des phénomènes par des abstractions et généralisations successives, on atteint des lois de plus en plus étendues ; de même, en partant des individus, par des abstractions et généralisations successives, on forme les espèces, genres, ordres, embranchements, etc. Nous avons déjà suivi ce travail de l'esprit essayant d'introduire l'ordre dans la multiplicité et la variété des êtres (ch. III). Nous l'avons vu débuter par la période des images génériques, puis traverser les divers degrés de la période concrète-abstraite, pour aboutir par diverses voies à une conception unitaire. Il nous faut maintenant reprendre ce sujet au point où nous l'avons laissé, pour considérer la nature des concepts classificateurs, au dernier terme de leur développement, au moment de leur plus haute détermination scientifique. Si les géomètres ont, les premiers, abstrait de l'étendue les données esssentielles de l'espace ; si les astronomes ont fait pour le temps un travail analogue ; les naturalistes, eux aussi, entre les nombreux caractères existant chez les êtres vivants, ont dû dégager par abstraction ceux qui, étant fondamentaux, permettent de réduire les individus aux espèces, les espèces aux genres et ainsi de suite. Ils sont les inventeurs des concepts qui régissent cette portion de l'expérience.

La notion d'individu qui sert de base et de matière première aux classifications biologiques, est suffisamment claire tant que l'on s'en tient aux êtres vivants supérieurs ; elle devient obscure et équivoque quand on descend aux derniers échelons où la vie se multiplie par bourgeonnement ou par division. Aussi a-t-elle suscité de grands embarras aux naturalistes. Nous n'en dirons rien ; nous pouvons sans inconvénient négliger leurs débats sur ce sujet et supposer que l'individualité a toujours des caractères fixes. Seul, le travail d'abstraction et de généralisation nous concerne.

Certainement, entre tous, le concept d'espèce est celui qui, de nos jours surtout, a été le plus étudié et discuté. On a fait beaucoup d'efforts pour en déterminer les caractères essentiels, auxquels les uns attribuent et les autres refusent une valeur objective. On sait, en effet, qu'à prendre les choses en gros, il existe sur ce point deux théories contraires.

Celle de la fixité des espèces, la plus ancienne, la seule longtemps régnante et qui compte encore peut-être des partisans. Si on l'accepte, on admet du même coup que le naturaliste, en déterminant les espèces, dévoile un mystère de la nature, découvre partiellement le plan de la création.

L'antithèse complète consiste à soutenir qu'il n'existe que des individus. Sous sa forme radicale et absolue, cette assertion paraît avoir été émise rarement. Pourtant, on a dit que « l'idée d'espèce ne nous est pas donnée par la nature-même (1). » En fait, la thèse du transformisme est

(1) BROWN, cité par Quatrefages (*Précurseurs de Darwin*, p. 218) qui

différente. Il ne se refuse pas à reconnaître le groupement des êtres, suivant leurs degrés de ressemblance, en variétés et en espèces ; mais il n'accorde à l'espèce qu'une fixité momentanée dans le temps et l'espace ; elle n'est pas existante, ce n'est pas un type naturel, c'est une variété stable transitoirement : la réalité est dans l'individu. A notre point de vue, cela signifie que les caractères spécifiques, isolés par l'abstraction, n'ont de valeur que comme moyens pratiques de simplification, sans nous faire pénétrer en rien dans le fond des choses.

Quoi qu'il en soit, sans nous demander pour le moment si le travail d'abstraction, dans ce domaine, donne des résultats subjectifs ou objectifs, s'il se borne à simplifier par rapport à l'homme ou s'il découvre par rapport à la nature, suivons-le dans sa marche ascendante. Nous pouvons ici encore distinguer deux principales étapes : celle des espèces correspondant aux lois empiriques et concrètes ; celle des genres et formes encore plus élevées, correspondant aux lois théoriques et idéales.

I

La nature d'un concept est fixée par la détermination de ses *éléments constitutifs ;* ceux-ci sont déterminés par l'abstraction. L'abstraction non pas vulgaire et arbitraire,

ajoute : « S'il en était ainsi, on ne trouverait pas un grand nombre d'espèces portant des noms particuliers chez les peuples sauvages et chez nos populations les plus illettrées. La notion générale de l'espèce est au contraire une de celles qu'on doit avoir, pour peu qu'on regarde autour de soi. La difficulté est de la formuler nettement, de lui donner la précision scientifique, et cette difficulté est très réelle. »

mais scientifique, doit découvrir des caractères qui soient les substituts d'un groupe (ici l'être vivant), qui en tiennent lieu et permettent de le penser. Ces éléments constitutifs du concept d'espèce se rencontrent dans presque toutes les définitions des naturalistes (1) ; ils sont au nombre de deux : l'espèce est déterminée par deux caractères essentiels : la ressemblance (critérium morphologique), la filiation (critérium physiologique).

1° La ressemblance paraît au premier abord facile à constater, et il semble qu'il n'y ait qu'à ouvrir les yeux ; mais avec ce procédé élémentaire, on ne dépasse guère le niveau des images génériques et on risque de commettre beaucoup d'erreurs. Il faut pénétrer jusqu'à des ressemblances plus profondes que celles qui se voient ; ce qui est un premier degré de complication. Déjà Buffon faisait remarquer « que l'âne et le cheval, qui sont des espèces distinctes, se ressemblent plus que le barbet et le lévrier qui sont de la même espèce ». Les faits désignés par les contemporains sous le nom de *polymorphisme*, mettent totalement en défaut le critérium de la ressemblance. Sans parler des différences évidentes entre la larve et l'insecte parfait, entre la chenille et le papillon, entre les mâles,

(1) On trouvera dans Quatrefages (*ouv. cité*, pp. 219-222) un grand nombre de définitions de l'espèce. J'en cite quelques-unes : « L'espèce doit être définie une succession d'individus entièrement semblables, perpétués au moyen de la génération » (L. de Jussieu). — « L'espèce est une succession constante d'individus semblables et qui se reproduisent » (Buffon). — « On appelle espèce toute collection d'individus semblables qui furent produits par des individus pareils à eux » (Lamarck). — « L'espèce est l'individu répété et continué dans le temps et l'espace » (Blainville). — « L'espèce est l'ensemble de tous les individus de même origine et de ceux qui leur sont aussi semblables qu'ils le sont entre eux » (Brown), etc., etc.

femelles et neutres des sociétés d'abeilles, de fourmis, de termites, il s'est trouvé des cas où la disparité est si grande entre les deux sexes, que le mâle et la femelle, pris l'un et l'autre pour deux animaux différents, ont été classés dans des *genres* et même des *ordres* distincts : ainsi pour le lampyre ou ver luisant, pour les lernées et beaucoup d'autres. Le caractère de la ressemblance est donc souvent vague, quelquefois trompeur, presque toujours insuffisant ; aussi doit-on avoir recours à l'autre, la filiation.

2° Il semble aussi que celui-ci, le critérium physiologique, ne laisse place à aucune équivoque, pouvant être constaté matériellement. En général, on est imbu de cette opinion que les enfants ressemblent aux parents, que le produit immédiat est la reproduction du type des générateurs. Mais les cas de génération alternante (métagenèse, généagenèse) découverts dans le cours de ce siècle, ont montré que cette conception est trop simple et souvent fausse. Ce mode de reproduction n'est pas rare ; il se rencontre chez un grand nombre de plantes inférieures, infusoires, vers et même insectes. « Le fait dominant dans la reproduction de tous ces animaux, c'est qu'un être *sexué*, de forme déterminée, donne naissance à des êtres *asexués* qui ne leur ressemblent pas, mais qui produisent eux-mêmes par une sorte de bourgeonnement ou par division de leur corps de nouveaux êtres sexués semblables à ceux dont ils sont issus. » Aussi dans sa définition de l'espèce, Vogt s'est efforcé de comprendre les cas de génération alternante en disant : « L'espèce est la réunion de tous les individus qui tirent leur origine des mêmes parents et qui redeviennent par eux-mêmes ou *par leurs descendants* semblables à leurs premiers ancêtres. »

En somme, l'idée générale d'espèce repose sur deux idées, complexes malgré leur apparente simplicité, flottantes malgré leur apparente précision.

Jusqu'ici nous avons parlé de l'espèce comme si elle se superposait immédiatement aux individus, comme si elle résultait d'une généralisation directe. Or telle n'est pas la position des naturalistes. Leur classification descend de l'espèce à l'individu par des généralités décroissantes qui sont la race et la variété. Ainsi l'espèce humaine comprend plusieurs races (blanche, jaune, etc.), la race blanche comprend plusieurs variétés (type anglais, arabe, etc). Pour les partisans de la fixité des espèces, ces trois notions générales n'ont pas une égale valeur : l'espèce seule a des caractères propres et irréductibles qui se déduisent de la fonction de reproduction et des faits de croisement.

Accouplez deux individus d'*espèces* distinctes : le croisement est le plus souvent infécond. S'il ne l'est pas, les hybrides qui en sont issus restent inféconds. Si, par rareté, ils se propagent, les produits retournent rapidement au type de l'une des espèces primitives.

Accouplez deux individus de *races* ou de *variétés* distinctes, le croisement est fécond ; le métis qui en est issu est lui-même fécond : les éleveurs ont pu créer et fixer des variétés, même des races.

L'espèce, conclut-on, est donc une chose qui existe, qui se défend, qui ne se laisse pas entamer.

Évidemment ce débat est une question de faits ; or, les deux parties adverses en produisent à l'appui de leur thèse. Si restreint qu'en soit le nombre, il y a des hybrides féconds et qui se perpétuent. On en trouve parmi les oiseaux, parmi les mammifères : ainsi l'alpaca et la vigogne, le taureau et le zébu, le bélier et la brebis qui produisent les ovicapres, le lièvre et le lapin dont sont issus les léporides (leur perpétuité a été contestée). D'autre part, s'il y a des *espèces* qui se fondent ainsi en un mélange durable, il y a par contre des *races* qui restent réfractaires à tous les essais de croisement : ainsi le cobaye domestique et le cobaye du Brésil, diverses races de chats, de lapins, etc.

Nous n'avons pas à entrer dans le fond de ce débat ni à énumérer les observations et expériences invoquées de part et d'autre : on les trouvera dans les ouvrages spéciaux. Notre but était de rechercher les éléments constitutifs de la notion d'espèce, dans sa phase scientifique. Or l'élément morphologique et l'élément physiologique n'ont ni l'un ni l'autre un caractère de permanence et d'universalité. Le concept d'espèce n'a pas de valeur absolue ; il n'est pas non plus un simple décalque, dans l'esprit, du « plan de la nature ». Résultat de l'abstraction et de la généralisation, il répond à quelque chose de fixe pendant un certain temps et dans certaines conditions ; il a une objectivité temporaire et provisoire (1).

(1) On sait que, pour les transformistes, la variété, la race, l'espèce, ne sont pas des notions fixes. « De la variété à la race, de la race à l'espèce, il y a un passage insensible, continu. Des modifications individuelles, d'abord légères, donnent lieu à une variété ou à une race. Elles peuvent, en continuant à s'accroître et à s'étendre à un nombre toujours plus grand d'individus, constituer des caractères spécifiques. Puis l'espèce, poursuivant son évolution, finira par atteindre le rang de genre, de famille, etc. »

II

Les discussions contemporaines se sont concentrées presque exclusivement sur l'espèce. Pour les genres et surtout pour les divisions supérieures au genre, on s'entend peu. En tout cas, nous ne trouvons pas ce que nous cherchons : la détermination d'éléments constitutifs, généralement acceptés qui soient pour le genre, la famille, l'ordre, la classe, l'équivalent des deux marques — morphologique et physiologique — qu'on attribue à l'espèce.

Il n'en a pas été toujours ainsi. Au temps où prévalait la croyance en un plan de la création, les naturalistes s'efforçaient, par le rapprochement des espèces, des genres, des familles, etc., de dégager des caractères de plus en plus généraux, qu'ils considéraient comme essentiels et déterminés par la nature des choses. Nous avons dit précédemment que Linné le premier a fixé nettement la notion de genre, à laquelle il attribuait de la manière la plus expresse, une *réalité* : « Qu'on sache, dit-il, dans sa *Philosophia botanica*, que le caractère ne constitue pas le genre, mais le genre le caractère ; que le caractère découle du genre, non le genre du caractère ; que le caractère existe non pour que le genre devienne (*fiät*), mais pour que le genre soit connu. » Dans la nomenclature binaire adoptée par lui, le premier terme désigne le genre, le second terme une des espèces incluses. Ainsi le chien et le loup ont des caractères qui les rapprochent l'un de l'autre et les distinguent des autres animaux (cinq doigts aux membres antérieurs, quatre seulement aux membres postérieurs, vingt-deux dents aux mâchoires inférieure et supérieure, etc.). Linné les constitue en genre *Canis* dont le *Canis familiaris*, le *Canis lupus*, le *Canis vulpes*, etc., sont les espèces. De même le genre *Felis*, déterminé par les caractères communs exclusivement à certains animaux, comprend comme espèces : le chat (*Felis catus*), le lion (*F. leo*), le tigre (*F. tigris*), etc.).

Agassiz, le dernier représentant de cette lignée de naturalistes qui ont aspiré à reproduire l'ordre de la nature dans la hiérarchie de leurs concepts classificateurs, caractérise les genres et les divisions qui montent au delà par des formules vagues. On en peut juger par le passage qui suit :

« Les individus sont les supports, pour le moment présent, non seulement des caractères de l'espèce, mais de tous les autres. — Comme représentants du *genre*, ils ont certains détails d'une structure définie et spécifique, identique à ceux que possèdent les représentants d'autres espèces. — Comme représentants de la *famille*, ils ont une figure définie et expriment par des formes semblables à celles des représentants d'autres genres, un modèle spécifique distinct. — Comme représentants de l'*ordre*, ils se placent à un rang défini, quand on les compare avec les représentants d'autres familles. — Comme représentants de la *classe*, ils manifestent le plan de structure de leur embranchement à l'aide de moyens spéciaux et suivant des voies spéciales. — Comme représentants de l'*embranchement*, les individus sont tous organisés d'après un plan distinct qui diffère du plan des autres embranchements (1). »

(1) *De l'Espèce*, ch. II, §§ 6 et 7.

Comme on l'a déjà montré (ch. III), les classifications contemporaines, à base embryologique, transformiste, générique, suivent d'autres procédés, visent un autre but ; leur idéal est de dresser l'arbre généalogique des êtres vivants, avec ses multiples ramifications, en marquant les moments principaux de l'évolution.

Mais, si on laisse de côté la matière même des classifications (animaux ou végétaux) pour ne considérer que le travail psychologique qui les constitue, on constate que les transformistes et leurs adversaires ont au moins un point commun et qui est d'une importance capitale. La notion des types fondamentaux — conçus comme fixes ou provisoires — est pour les uns et les autres un aiguillon, un guide pour la recherche, une norme qui permet d'apprécier les déviations. Ces concepts ont donc une valeur *pratique*, et nous trouvons ici l'abstraction et la généralisation dans leur rôle principal, qui est, non de découvrir, mais de simplifier, d'être avant tout utiles.

En effet, les uns, cédant à la tendance naturelle de l'esprit à réaliser des abstractions, admettent la permanence et l'objectivité des types; ils croient fermement qu'ils tiennent en quelques concepts la possibilité d'une reconstruction idéale du monde entier des êtres vivants. Cette foi les soutient et les pousse vers des déterminations de plus en plus exactes.

Pour leurs adversaires, les transformistes de toute nuance, c'est un autre idéal qui les guide: la recherche de la continuité, des transitions, des formes de passage. Les espèces, genres, familles, etc., ne sont que des points de repère provisoires, entre lesquels existent des lacunes qu'ils s'efforcent de combler. Bien que la série animale, la chaîne des êtres soit, elle aussi, une construction théorique, une abstraction réalisée, on pourrait citer de beaux et nombreux travaux que cette foi en la continuité a inspirés. Ainsi ceux de Huxley, Cope et autres sur le genre *Equus*, établissant la filiation de l'*Eohippus* de l'époque tertiaire ancienne, avec ses quatre doigts, à l'Hipparion de l'époque tertiaire nouvelle et au Cheval de la période quaternaire.

La hiérarchie des concepts formés par des abstractions et généralisations superposées ne sert qu'à faciliter la tâche. La seule valeur incontestable qu'on puisse assigner aux notions d'espèce, surtout de genre et autres plus générales encore, c'est donc d'être *utiles*. Dans l'investigation de la nature, c'est un procédé qui réussit. Tout ce qu'on en peut dire par ailleurs est sujet à discussion. Une position surtout est intenable : celle qui à des concepts, purs résultats de l'abstraction, prétend conférer une valeur absolue. Évidemment, ils ne peuvent l'avoir. Ils ne sont ni réalité ni fiction, mais approximations.

Lois et espèces — deux notions générales qu'il faut joindre — ont dû varier au cours de l'évolution, parce qu'elles sont entièrement subordonnées aux conditions d'existence des phénomènes et des êtres. Admettons, simplement pour fixer les idées, l'hypothèse de la nébuleuse primitive. Supposons, par impossible, un être intelligent pouvant, à ce moment de l'histoire du monde, dresser l'inventaire des lois existantes. Il n'aurait pu en découvrir d'autres que celles qui régissent la matière à l'état gazeux : les unes actuellement encore existantes; d'autres que nous ne connaissons pas, que nous ne connaîtrons jamais, parce que, leurs conditions ayant cessé d'être, elles ont disparu. Puis, quand cette matière, uniformément diffuse et dispersée à travers l'espace, se divisa, pour une cause quelconque, en vastes sphères nébuleuses qui commencèrent à tourner lentement, notre être hypothétique aurait pu surprendre la naissance des lois astronomiques. Puis, la constitution de l'état liquide de la matière, de l'état solide à ses divers degrés, suscita de nouvelles lois physico-chimiques, tandis que d'autres disparaissaient. Enfin, quand la vie, quelle que soit son origine, a fait son apparition, d'autres lois ont surgi et une possibilité de classifications; mais, pour le spectateur chimérique, elles devaient être fort singulières, fort différentes des nôtres, à moins d'admettre l'hypothèse d'un monde créé de toutes pièces.

Inutile d'entrer dans les détails de cette longue évolution, telle qu'on l'admet généralement. Il suffisait de rappeler que la matière d'où l'abstraction tire les lois et les espèces a varié et peut varier encore au cours du temps. Si, d'autre part, on tient compte du lent progrès des connaissances humaines et des rectifications incessantes que l'expérience et le raisonnement imposent de siècle en siècle, on se trouve en face de deux facteurs variables, l'un objectif, l'autre subjectif. De leur union, la permanence ne peut sortir. Si longue que puisse être la stabilité des lois et des espèces, rien n'en garantit la perpétuelle durée. En sorte que, après deux siècles qui comptent grandement dans l'histoire des sciences, on peut s'en tenir encore à la formule de Leibniz : « Nos déterminations des espèces physiques sont provisionnelles et proportionnelles à nos connaissances (1).

Bien d'autres concepts pourraient être ajoutés à ceux qui précèdent, entre autres ceux des sciences morales. J'y renonce, parce que la seule histoire de leurs fluctuations exigerait un volume. Jusqu'ici, ils sont peu déterminés, mal définis. Peut-on même parler d'une évolution régulière? N'ont-ils pas subi plutôt des *corsi e ricorsi* qui parfois les ramènent à leur point de départ? Là où, poursuivi pendant des siècles, le travail d'abstraction a réussi, nous l'avons vu passer par des phases successives : — idées génériques, formes moyennes, formes supérieures — mais non d'un cours constant : tantôt atteignant très vite la période de simplification parfaite, comme dans les mathématiques; tantôt arrêté longtemps dans sa marche, comme dans les sciences de la nature; tantôt incapable de dépasser, du moins jusqu'à ce jour, les plus bas degrés, comme dans les sciences mal établies.

(1) *Nouveaux Essais*, III, 6, § 23.

CHAPITRE VI

CONCLUSION

Nous avons essayé de montrer comment la faculté d'abstraire et de généraliser s'est développée *en fait*, de la suivre dans son évolution spontanée et naturelle, d'après l'histoire, non d'après les spéculations philosophiques qui n'en sont que le couronnement et qui, le plus souvent, ignorent ou dédaignent ses origines. Il nous reste, en terminant, à rechercher comment, par quelles causes, ce procédé intellectuel a pu se constituer et se développer; puis, quelles sont les directions différentes qu'il a suivies au cours de son développement.

I. — Pour la psychologie contemporaine, l'esprit est une somme de processus différents de nature dont le mode d'apparition et d'évolution dépend de conditions déterminées. Dans l'ensemble des opérations intellectuelles, l'abstraction est un procédé de formation secondaire: elle n'appartient pas à la couche primaire, originelle, celle des sensations et perceptions, des appétits et tendances, des émotions primitives. Toutefois, nous avons vu qu'elle y est en germe. Comment, au lieu de rester dans cet état rudimentaire, s'est-elle différenciée de manière à devenir une fonction propre de l'esprit et à fournir une longue carrière qui continue encore?

Sa première condition est l'existence de l'attention qui, dans la confusion des choses, met quelques points en lumière. Nous avons exposé ailleurs comment l'attention elle-même dépend à l'origine de l'instinct de conservation individuelle (1). Mais l'attention ne peut que précéder et préparer l'abstraction, parce qu'elle est un état momentané qui s'applique aux variables aspects des événements, sans rien isoler.

Nous savons comment le premier travail de séparation, de dissociation, s'opère dans les images génériques et comment la qualité extraite se *fixe*, tant bien que mal, à l'aide d'un schéma visuel, auditif, tactile, d'un mouvement, d'un geste, qui lui confèrent une sorte d'indépendance.

Enfin, avec le mot, substitut de l'intuition absente, la dissociation mentale se rapproche d'une dissociation réelle : le caractère abstrait, incarné dans le mot, semble — comme il n'arrive que trop souvent — exister par lui-même. Le procédé d'abstraction, muni de son instrument, est complètement constitué.

Durant ces phases successives et après elles, durant tout le cours du développement historique de l'intelligence humaine, le progrès de l'abstraction et de la généralisation dépend de deux causes principales : l'une générale, l'utilité ; l'autre accidentelle et sporadique, l'apparition des inventeurs.

1° Wallace, dans son livre sur le *Darwinisme* (ch. xv), combattant la théorie qui applique aux facultés mentales la loi de conservation des variations utiles dans la lutte

(1) *Psychologie de l'attention*, ch. I.

pour la vie, insiste longuement sur la faculté mathématique ; il soutient qu'elle est une exception inexplicable, un cas irréductible à la loi. L'inaptitude des races inférieures aux calculs les plus simples est bien connue ; comment, si rudimentaire à l'origine, a-t-elle pu aboutir au génie d'un Newton, d'un Laplace ou d'un Gauss ? « Nous demandons quelle puissance motrice a causé son développement. » L'auteur établit avec un luxe de détails historiques assez inutiles que, dans les luttes de tribus à tribus, plus tard de peuples à peuples (les Grecs contre les Perses), la supériorité mathématique n'a joué aucun rôle et que la victoire a résulté d'autres causes, morales et sociales. C'est de toute évidence. Mais l'aptitude mathématique n'étant qu'un cas particulier de l'abstraction, quoique l'un des plus parfaits, la question doit être posée sous une forme plus générale : L'aptitude à abstraire a-t-elle eu, *dès l'origine*, une valeur pratique ? — Oui, la « puissance motrice qui a causé son développement, que Wallace réclame sans l'indiquer, c'est l'utilité ».

Pour empêcher toute équivoque, remarquons que le développement de l'aptitude à abstraire et à généraliser peut être expliqué de deux manières : en admettant l'influence de l'hérédité, en l'omettant.

Dans le premier cas, on suppose que cette aptitude apparaît par « variation spontanée » chez un individu ou une race, se fixe, s'affermit, grandit par accumulation lente dans la suite des générations. Cette thèse postule l'hérédité des modifications acquises, qui est acceptée par les uns, rejetée par les autres, surtout depuis Weismann. En raison de son caractère hypothétique, contesté, je renonce à l'invoquer. Aussi bien la probabilité d'une transmission serait ici bien plus difficile à établir que pour d'autres dispositions psychiques, telles que l'imagination ou les sentiments.

Dans le second cas, le facteur héréditaire éliminé, le progrès, doit être attribué à des causes sociales, l'utilité et l'imitation. Toujours il s'est rencontré des esprits qui, ayant à résoudre un problème pratique, savent mieux que d'autres, dans la complexité des faits, extraire l'important, négliger l'accessoire. L'utilité de l'abstraction est identique à celle de l'attention, qui n'a pas besoin d'être démontrée ; elle se résume d'un seul mot : simplifier. Comme le procédé réussit, il est imité. Nulle nécessité d'admettre, à l'origine, une abstraction réfléchie et pleinement consciente ; un heureux instinct, aiguillonné par les besoins de la vie, suffit pour commencer. Les races pauvrement douées sous ce rapport ou peu aptes à imiter les meilleures, n'ont pu dépasser un niveau infime. En définitive, l'abstraction et la généralisation sont le nerf de toute connaissance qui dépasse la sensation, et ce mode de connaissance est-il utile ? Il n'y a aucun doute possible sur la réponse.

2° Le rôle des inventeurs correspond au fait qui, dans la terminologie transformiste, s'appelle la variation spontanée. Nous entendons par inventeurs ceux qui sont nés avec le talent ou le génie de l'abstraction. Inutile de prouver qu'il s'en est trouvé de tels, en grand nombre. Ils sont abstracteurs d'instinct, comme d'autres sont musiciens, mécaniciens, dessinateurs. La biographie des grands mathématiciens abonde en exemples : Pascal inventant la géométrie d'après quelques vagues indications de son père ;

Newton devinant les démonstrations d'Euclide, d'après le simple énoncé du théorème ; Ampère, avant de savoir lire et de connaître les chiffres, faisant avec quelques cailloux de longues opérations ; Gauss, à l'âge de cinq ans, rectifiant les calculs d'un ouvrier, etc. Si l'on trouve moins de faits analogues à citer dans les autres sciences, c'est que la précocité mathématique est fréquente et surprend davantage. Tout cela est l'effet de l'innéité : ce mot ne servant qu'à résumer notre ignorance des causes qui produisent de pareils esprits. Dans le développement de la connaissance par abstraction et généralisation, la première cause — l'utilité — peut être assimilée au rôle des actions lentes en géologie : qu'il s'agisse d'inventions pratiques ou de la constitution d'un idiome, elle est continue, collective, anonyme. Au contraire, le rôle des grands abstracteurs ressemble aux actions brusques, qui font époque.

II. — Si maintenant, au lieu de suivre la marche de l'abstraction pas à pas, de son plus bas à son plus haut degré, comme on l'a fait dans les précédents chapitres, nous la considérons d'une façon plus générale d'après son orientation vers un but précis, on trouve qu'elle a suivi au cours de son histoire trois grandes directions : pratique, spéculative, scientifique; inséparables d'ailleurs, car l'abstraction pratique conduit à la science, l'abstraction scientifique profite à la pratique, et la spéculation ne peut se passer complètement des deux autres (1).

L'abstraction et la généralisation pratiques sont nécessairement les premières en date, comme nous l'avons vu

(1) Pour une étude sur le rôle et la valeur sociale du symbolisme, consulter Ferrero, *les Lois psychologiques du symbolisme;* Paris, F. Alcan.

en étudiant leurs débuts chez les animaux, les enfants, les sauvages. Elles servent à distinguer les qualités des choses par un mot ou un signe quelconque ; elles servent aux adaptations simples de la vie quotidienne. Plus tard, à un degré supérieur, nous voyons apparaître des procédés mixtes qui, dirigés surtout vers l'utilité, préludent déjà à la connaissance scientifique. La curiosité désintéressée s'éveille et se fait jour timidement. Il suffit de la moindre notion de l'histoire des sciences pour savoir que toutes, à leur origine, ont été des procédés de recherche *appliquée* et que souvent, dans leurs efforts incertains, elles ont trouvé ce qu'elles ne cherchaient pas. Les systèmes de numération sont issus du besoin de compter les objets et plus tard de quelques grossiers échanges commerciaux. Il a fallu une géométrie élémentaire pour mesurer les champs, pour déterminer des angles droits, fixer des positions relatives et fournir l'indispensable à l'architecture primitive. L'invention du levier, de la balance, d'engins rudimentaires pour soulever de lourdes masses, a posé les premières fondations de la mécanique. L'astronomie est issue du besoin de régler la vie civile et les fêtes religieuses, du désir (par exemple chez les Mexicains et Péruviens) de ne pas irriter les dieux par le retard des sacrifices dus. La métallurgie et plus tard la recherche de la pierre philosophale, de l'élixir de longue vie, ont préludé à la chimie scientifique. L'histoire du début de chaque science fournirait des faits analogues à profusion.

Par un travail de division interne, de cette direction d'abord unique de l'esprit sont issues les deux autres.

D'abord l'abstraction et la généralisation purement spéculative, c'est-à-dire philosophique ou métaphysique. Cette direction nouvelle a des caractères nets, bien connus ; et elle a été, dans l'antiquité, le privilège de deux peuples seuls, les Indous et les Grecs. L'abstraction conduit d'emblée aux généralisations les plus hautes ; de la simplification immédiate et hâtive de quelques faits, l'esprit s'élance d'un bond jusqu'aux dernières raisons des choses ; il saute par-dessus les étapes intermédiaires ; il ignore la démarche lente et progressive. Ce procédé où, en fait, l'abstraction et la généralisation ne sont que les servantes d'une forme particulière de l'imagination, a trouvé sa première expression complète dans Platon et sa théorie des Idées. Avec lui, l'intelligence humaine a goûté pour la première fois le plaisir indicible de jouer avec les abstractions les plus hautes et de croire fermement qu'à l'aide de quelques entités, on peut résumer l'univers, le construire et l'expliquer. Dans cette direction, malgré de multiples changements d'aspects, le procédé généralisateur est resté au fond toujours le même et n'a guère fait que se répéter. Il ne s'agit pas ici de critiquer, mais de constater. Aussi bien, le psychologue doit admettre, à titre de fait, que cette tendance à construire le monde — illusoire ou non — est inhérente à la nature de l'esprit humain. Dans son livre déjà mentionné (1), Stallo, qui a soumis à une critique incisive les concepts fondamentaux des sciences physiques et leur dérivation inconsciente vers la métaphysique, a si bien indiqué les caractères propres au procédé d'abstraction et

(1) *The Concepts and Theories of modern Physics.*, ch. IX.

de généralisation purement spéculatives, que nous ne pouvons mieux faire que de transcrire :

« Quelle que soit la diversité qui existe entre les systèmes métaphysiques, ils sont tous fondés sur la supposition implicite ou explicite qu'il y a une correspondance fixe entre les concepts et leur filiation d'une part, et les choses dans leur dépendance mutuelle d'autre part. Cette erreur fondamentale est due en grande partie à une opinion fallacieuse sur le rôle du langage dans la formation des concepts. En gros, les concepts sont la signification des mots ; cette circonstance que les mots désignent ordinairement des choses ou au moins des objets sensibles et leur action réciproque, a donné naissance à certaines suppositions trompeuses qui, à certains points de vue, constituent le développement naturel de l'évolution de la pensée et, comme telles, peuvent être appelées des erreurs *structurales* de l'intelligence. A cet égard, elles ressemblent aux maladies organiques du corps. Ces suppositions sont :

« Que chaque concept est l'équivalent d'une réalité objective distincte et que, par suite, il y a autant de choses ou de classes naturelles de choses qu'il y a de concepts ou de notions ;

« Que les concepts plus généraux ou plus extensifs et les réalités correspondantes préexistent aux concepts moins généraux, plus compréhensifs et aux réalités correspondantes ; que ces derniers concepts et réalités sont dérivés des premiers, soit par une addition successive d'attributs, soit par une évolution ; les attributs ou propriétés des premiers étant, par hypothèse, impliqués dans ceux des derniers ;

« Que l'ordre de la genèse des concepts est identique à l'ordre de la genèse des choses ;

« Que les choses existent indépendamment de leurs rapports et antérieurement à eux et que ces rapports ont lieu entre des termes absolus. »

Les différences entre ce procédé et celui qui est propre à la troisième direction (scientifique) n'ont pas besoin d'être énumérées.

Ici l'on va pas à pas, sans jamais perdre un instant le fil qui peut ramener au point de départ, l'expérience. Même quand il marche à grandes enjambées ou saute par-dessus les généralisations intermédiaires, comme chez les grands inventeurs, l'esprit vérifie les résultats et renoue le fil cassé pendant un instant. C'est le procédé-type. Comme il a servi de base à notre exposé des formes moyennes et supérieures de l'abstraction, il n'y a pas à y revenir. Toutefois, en finissant, il convient de rappeler une fois encore ce qui en fait la solidité.

Réduire l'essentiel de l'abstraction et de la généralisation au seul emploi du mot (ou signe), comme on le fait ordinairement, est une erreur qui ne s'explique que par l'oubli séculaire du rôle de l'inconscient en psychologie. Le signe n'est qu'un instrument de simplification, une formule abréviative. Quand l'esprit opère avec l'aide des concepts, il faut, pour que son travail soit légitime et fructueux, la coopération de deux facteurs : l'un conscient, l'autre inconscient ou subconscient ; d'une part, les mots ou signes accompagnés quelquefois d'une représentation vague, d'autre part un savoir latent, potentiel, organisé. On a essayé plus haut (ch. IV) de montrer comment ce *couple* se forme et se fixe. Ce mécanisme reste toujours le même sans exception. Qu'il s'agisse de tenir une conversation banale à l'aide des termes abstraits dont nos langues sont faites ou de s'élever aux généralisations les plus hautes, il n'y a dans l'état mental qu'une différence de degré, non de nature. Sous les mots qui sont la portion claire, il existe le travail sourd et l'évocation vague de l'expérience organisée qui les vivifie. Sans ce facteur inconscient qui peut et souvent doit redevenir conscient, rien ne se fait que d'illusoire. Quand on induit, déduit, traverse une longue série d'abstractions pour démontrer ou découvrir, le travail utile consiste en rapports nouveaux qui s'établissent dans le savoir organisé, potentiel; les mots ne sont que des instruments de manipulation qui commencent la besogne, la facilitent et en marquent les phases. Quand l'esprit, aux prises avec les abstractions les plus hautes, court de cimes en cimes, ce qui le soutient contre les chutes et le garantit contre l'erreur, c'est la quantité et la qualité d'inconscient emmagasiné sous les mots. L'entomologiste qui, à première vue, immédiatement, classe un insecte entre des milliers d'espèces, agit en vertu de sa longue expérience, fixée dans une mémoire solide et d'après des caractères saillants : il va des données sensibles au nom. Dans l'opération inverse, quand il se borne à énoncer le nom, tout ce savoir acquis est dessous. L'existence de ces couples conscients-inconscients est pour ainsi dire une règle en psychologie ; les idées générales n'en sont qu'un cas particulier, peut-être le plus méconnu : aussi les avons-nous assimilées précédemment (ch. IV) à des *habitudes mentales*.

A mesure que l'on s'élève dans la généralisation, on ne monte donc pas dans le vide, comme on l'a dit, mais dans le simple, — du même coup, il est vrai, dans l'approximation. Les concepts vides relativement (il n'y a pas de concepts vides absolument) sont le produit d'une généralisation discontinue qui ne permet pas de descendre sans interruption ni omission jusqu'au concret. On sait qu'ils se rencontrent surtout dans le monde de la spéculation pure. Ils sont les noms représentatifs d'un savoir incomplet, partiel, insuffisant ou mal organisé; ils correspondent non à une élimination de l'inutile, mais à un déficit du nécessaire. Sans contact possible avec la réalité, ils flottent dans une atmosphère irréelle et sont les matériaux d'une architecture fragile, à rapide écroulement. La pensée par concepts a pour fin de substituer à des états complexes des états simplifiés qu'on peut tourner et retourner dans tous les sens pour en mieux découvrir les rapports; ici, par la nature des choses, l'activité inconsciente, le travail qui s'opère silencieusement dans les couches inférieures, appliquée à une matière pleine de lacunes et de fissures, ne projette dans la conscience que de fausses lueurs.

On a souvent répété que la pensée symbolique est une pensée par substitution. Cette formule n'est admissible qu'à la condition de reconnaître que le substitut suppose, exige, l'existence *actuelle* du substitué. Il y a substitution pour la conscience, non pour l'opération totale. Pour tout résumer d'un mot : la psychologie de l'abstraction et de la généralisation est, en grande partie, une *psychologie de l'inconscient*.

Nous n'avons étudié les idées générales qu'autant qu'elles ont une origine assignable dans l'expérience et n'en dépassent pas les limites. Existe-t-il, comme quelques-uns le soutiennent, des notions antérieures à toute intuition sensible qui ne puissent, en aucune manière et par aucun effort, être dérivées des données expérimentales ? Il ne nous appartient pas de le discuter. Cette thèse est une revendication — légitime ou non — en faveur de l'innéité et de quelque façon qu'on la conçoive (formes *à priori*, disposition héréditaire, conformation cérébrale) : c'est le problème de la constitution dernière de l'intelligence humaine que nous avons rigoureusement éliminé de notre sujet.

FIN

TABLE DES MATIÈRES

CHAPITRE PREMIER

CHAPITRE III

CHAPITRE IV

CHAPITRE V

ANCIENNE LIBRAIRIE GERMER BAILLIÈRE ET Cie

FÉLIX ALCAN, Éditeur

PHILOSOPHIE — HISTOIRE

CATALOGUE

DES

Livres de Fonds

On peut se procurer tous les ouvrages qui se trouvent dans ce Catalogue par l'intermédiaire des libraires de France et de l'Étranger.

On peut également les recevoir franco *par la poste, sans augmentation des prix désignés, en joignant à la demande des* TIMBRES-POSTE FRANÇAIS *ou un* MANDAT *sur Paris.*

PARIS

108, BOULEVARD SAINT-GERMAIN, 108

Au coin de la rue Hautefeuille.

MAI 1896

www.ingramcontent.com/pod-product-compliance
Lightning Source LLC
LaVergne TN
LVHW050807061126
851857LV00012B/713